谨以本书，纪念北京大学人民医院支气管哮喘患者协会成立 20 周年

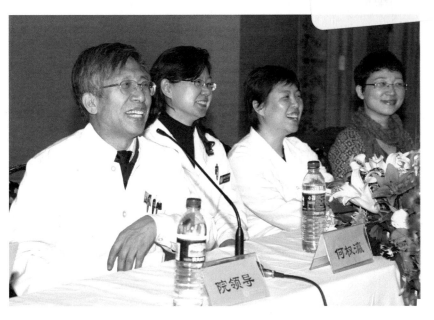

北京大学人民医院支气管哮喘患者协会医学咨询组部分成员。
左起：何权瀛教授、母双医师、余兵医师、马艳良医师

發揮患者能動作用

建立新型醫患關係

賀人民醫院哮喘患者協會

成立十周年　韓啟德

韩启德院士题词

国家科学技术学术著作出版基金资助出版

中国医学临床百家

何权瀛 / 著

支气管哮喘
何权瀛 2020 观点

科学技术文献出版社
SCIENTIFIC AND TECHNICAL DOCUMENTATION PRESS
·北京·

图书在版编目（CIP）数据

支气管哮喘何权瀛2020观点 / 何权瀛著. —北京：科学技术文献出版社，2021.4
ISBN 978-7-5189-7520-4

Ⅰ.①支… Ⅱ.①何… Ⅲ.①哮喘—诊疗 Ⅳ.① R562.2

中国版本图书馆 CIP 数据核字（2020）第 257944 号

支气管哮喘何权瀛2020观点

策划编辑：李 丹　责任编辑：李 丹　责任校对：张吲哚　责任出版：张志平

出 版 者	科学技术文献出版社	
地 址	北京市复兴路15号　邮编　100038	
编 务 部	(010) 58882938，58882087（传真）	
发 行 部	(010) 58882868，58882870（传真）	
邮 购 部	(010) 58882873	
官方网址	www.stdp.com.cn	
发 行 者	科学技术文献出版社发行　全国各地新华书店经销	
印 刷 者	北京虎彩文化传播有限公司	
版 次	2021 年 4 月第 1 版　2021 年 4 月第 1 次印刷	
开 本	710×1000　1/16	
字 数	134千	
印 张	15.25　彩插16面	
书 号	ISBN 978-7-5189-7520-4	
定 价	168.00元	

序
Preface

韩启德

　　欧洲文艺复兴后，以维萨利发表《人体构造》为标志，现代医学不断发展，特别是从 19 世纪末开始，随着科学技术成果大量应用于医学，现代医学发展日新月异，发生了根本性的变化。

　　在过去的一个世纪里，我国现代化进程加快，现代医学也急起直追。但由于启程晚，经济社会发展落后，在相当长的时期里，我国的现代医学远远落后于发达国家。记得 20 世纪 50 年代，我虽然生活在上海这个最发达的城市里，但是母亲做子宫切除术还要到全市最高级的医院才能完成；

我患猩红热继发严重风湿性心包炎，只在最严重昏迷时用过一点青霉素。20 世纪 60—70 年代，我从上海第一医学院毕业后到陕西农村基层工作，在很多时候还只能靠"一根针，一把草"治病。但是改革开放仅仅 40 多年，我国现代医学的发展水平已经接近发达国家。可以说，世界上所有先进的诊疗方法，中国的医生都能做，有的还做得更好。更为可喜的是，近年来我国医学界开始取得越来越多的原创性成果，在某些点上已经处于世界领先地位。中国医生已经不再盲从发达国家的疾病诊疗指南，而能根据我们自己的经验和发现，根据我国自己的实际情况制定临床标准和规范。我们越来越有自己的东西了。

要把我们"自己的东西"扩展开来，要获得越来越多"自己的东西"，就必须加强学术交流。我们一直非常重视与国外的学术交流，第一时间掌握国外学术动向，越来越多地参与国际学术会议，有了"自己的东西"也总是要在国外著名刊物去发表。但与此同时，我们更需要重视国内的学术交流，第一时间把自己的创新成果和可贵的经验传播给国内同行，不仅为加强学术互动，促进学术发展，更为学术成果的推广和应用，推动我国医学事业发展。

我国医学发展很不平衡,经济发达地区与落后地区之间差别巨大,先进医疗技术往往只有在大城市、大医院才能开展。在这种情况下,更需要采取有效方式,把现代医学的最新进展以及我国自己的研究成果和先进经验广泛传播开去。

基于以上考虑,科学技术文献出版社精心策划出版《中国医学临床百家》丛书。每本书涵盖一种或一类疾病,由该疾病领域领军专家撰写,重点介绍学术发展历史和最新研究进展,并提供具体临床实践指导。临床疾病上千种,丛书拟以每年百种以上规模持续出版,高时效性地整体展示我国临床研究和实践的最高水平,不能不说是一个重大和艰难的任务。

我浏览了丛书中已经完稿的几本书,感觉都写得很好,既全面阐述了有关疾病的基本知识及其来龙去脉,又介绍了疾病的最新进展,包括笔者本人及其团队的创新性观点和临床经验,学风严谨,内容深入浅出。相信每一本都保持这样质量的书定会受到医学界的欢迎,成为我国又一项成功的优秀出版工程。

《中国医学临床百家》丛书出版工程的启动，是我国现代医学百年进步的标志，也必将对我国临床医学发展起到积极的推动作用。衷心希望《中国医学临床百家》丛书的出版取得圆满成功！

是为序。

作者简介

何权瀛，1970 年毕业于北京医学院（现北京大学医学部）医疗系，1982 年获得医学硕士学位，1992 年赴日本自治医科大学研修。现任北京大学人民医院呼吸内科教授，主任医师，博士研究生导师，是国内公认的知名呼吸病专家和呼吸病学科带头人。长期致力于支气管哮喘、慢性阻塞性肺疾病、睡眠呼吸暂停疾病的防治研究。

兼任中国医师协会呼吸医师分会顾问、北京医师协会常务理事、北京医师协会呼吸内科专业专家委员会主任委员、美国胸科医师学会（ACCP）资深会员，《中华结核和呼吸杂志》《中国呼吸与危重监护杂志》《医学与哲学》《中国社区医师》杂志顾问、副主编，此外还在《中华全科医师杂志》等 20 余种杂志担任常务编委或编委。

主编医学专著 16 部，参编医学著作 30 余部，医学科普丛书 3 本，发表论文 606 篇。获得国家自然科学基金资助项目 3 项、卫生部科研基金 3 项、高等学校博士学科点专项科研基金 1 项，先后获得卫生部科学技术进步奖二等奖、中华预防医学科技奖三等奖、国家科学技术进步奖二等奖。已培养硕士研究生 11 名，博士研究生 17 名。

前 言
Foreword

　　大家对支气管哮喘是再熟悉不过了，几乎每一位呼吸科医师，甚至内科医师都会诊治哮喘，这样说来，诊治哮喘应当是没有什么问题了。然而，事实并非如此。

　　呼吸界同道对哮喘的关注不亚于慢性阻塞性肺疾病。1994年，在美国国立卫生研究院（National Institutes of Health, NIH）国家心脏、肺和血液研究所（National Heart, Lung, and Blood Institute, NHLBI）与世界卫生组织（World Health Organization, WHO）的共同努力下，17个国家的30多位专家组成小组，制定了关于哮喘管理和预防的全球策略，并出版了名为《全球哮喘防治创议》（Global Initiative for Asthma, GINA）的"标准"。1993年，我国制定并发表了《支气管哮喘的定义、诊断、严重度分级及疗效判断标准（修正方案）》，这实际上就是我国的第一份哮喘诊治指南，标志着我国的哮喘防治工作进入了一个崭新的阶段，具有里程碑式的意义，此后多次修订。几年来，我国政府投入了大量人力、财力，呼吸界同道不断推出各种科研项目，发表的各类科研论文更是雨后春笋般涌现。在这令人欣喜的现状背后，我们还必须看到现实的严峻形势：首先，据最新调研结果显示，我国成人中哮喘的患病率为4.2%，目前我国成人哮喘患者人数达4570万，其中只有28.8%的患者在流行病学调研前被明确诊断，愈七成患者尚处于不知情、未治疗状态。其次，已经明确诊断的哮喘患者的临床控制水平仍不尽如人意。据报道，我国大中城市哮喘患者达到完全控制的只占28.5%。从这些数据中足以看到哮喘防控中的缺陷——哮喘尚未被控制，更不用说治愈。我们仍需努力。

笔者于1970年毕业自北京医学院（现北京大学医学部）医疗系，1979—1982年在北京大学第一医院攻读医学硕士学位，毕业后一直从事呼吸病的医疗、教学和科研工作。抚今追昔，自认乏善可陈，也发表过一些与哮喘相关的科研论文，但屡屡掩卷思索，仍觉得不够深入和系统，深感自己在哮喘防治领域中做的工作还不够多。与哮喘缘起于1993年，笔者奉朱元珏教授之命起草了《支气管哮喘的定义、诊断、严重度分级及疗效判断标准（修正方案）》。之后，曾作为中华医学会呼吸病学分会哮喘学组的组员参加过一些工作，后来中华医学会规定一个人不能同时兼任两个学组的成员（笔者当时正担任睡眠呼吸障碍学组组长），只好抱憾退出哮喘学组，集中精力做好睡眠呼吸障碍学组的工作。这些年来，如果说还对哮喘防控做过一些工作的话，笔者只有两件事尚堪告慰于世人：

（1）接受林江涛教授的邀请，多次参加全国哮喘巡讲。先是从省会和直辖市级医院讲起，后来转到二级城市，如唐山、秦皇岛等地。笔者现已记不清共做了多少次巡讲，也没有必要去统计这些数据，但可以肯定的是，笔者悉心总结哮喘诊疗经验后形成的巡讲内容，对提高我国基层医师对哮喘疾病的认知水平、规范哮喘的诊治操作发挥了一些作用。

（2）1993年，笔者开始在北京大学人民医院举办哮喘患者学习班，经过多年的努力探索，最后形成了哮喘专病门诊、哮喘宣教中心和哮喘患者协会"三位一体"的哮喘防控模式。此项工作在我国开创了哮喘患者教育管理的先河，收到了明确和肯定的效果，深受患者好评，也一直坚持到现在。

在平时的医疗实践中，尤其是面对每位哮喘患者时，笔者会经常思考一些有关哮喘防控的疑问。在阅读有关哮喘诊治的中、外科学文献时，笔者也会静心推敲一些有关哮喘诊治的问题。中国有一句古话叫"学而不思则罔，思而不学则殆"，尤其在医疗实践中，科学贵在求异求新，千士之诺诺，不如一士之谔谔——大家达成共识的不一定是完全正确的，真理有时会掌握在少数人手中。现在有一种不良风气，即学术浮躁，学者们整天在追求所谓的"新进展"，对一些基本问题却缺乏认真的思考，尤其是一些年资较低的医师，明明对某些问题心存疑虑或者有不同看法，但就是不愿意讲出来或者不敢提出来，他们也有理由：一是说出来怕人家笑话；二是怕触犯所谓"长者"和"权威"。长此以往，这些年轻人的棱角会逐渐被磨光，最后成为一枚圆润的鹅卵石。

2016年，笔者接受科学技术文献出版社邀请，撰写并出版了《慢性阻塞性肺疾病何权瀛2016观点》。2019年，内容更加丰富和全面的《慢性阻塞性肺疾病何权瀛2019观点》正式与读者见面。同年，笔者在《中国呼吸与危重监护杂志》上发表过一篇题为《支气管哮喘临床诊治：现状与未来》的文章，对目前国内、外哮喘防控中存在的问题提出了一些不同的看法。其后笔者与科学技术文献出版社编辑谈起此事，他们对于这些问题很感兴趣，并建议笔者再动笔撰写《支气管哮喘何权瀛2020观点》。起初笔者并没有应允，近年来我国先后出版过几本有关支气管哮喘的专著，如人民卫生出版社曾经出版过《哮喘病学》（李明华、殷凯生、蔡映云主编）和《支气管哮喘——基础与临床》（钟南山主编），笔者还是有一点自知之明，总觉得再出一本"某某某观点"之书缺乏底气，后来经过半年多辗转，特别是后来整理了一下自己有关哮喘研究若干问题的思考结果，最后还是鼓起勇气，不揣浅薄，下定决心撰写《支气管哮喘何权瀛2020观点》，这便是即将奉献给各位同道的这本书。

本书的顺利出版，要感谢我们的患者，尤其是北京大学人民医院哮喘患者协会的每位成员！您的健康就是医生的使命！这些年来形成的默契与信任，让医患的心始终紧紧相连，在防控哮喘的战场，我们是同舟共济、赤诚相见的战友，雄关漫道真如铁，立志不负当年行。另外，本书全部章节经吴浙芳医师之手录入，在此特表示诚挚谢意。

本书正式出版之时，适逢伟大的中国共产党成立 100 周年，百年前抗争英勇，百年后国富民强，中国共产党带领中国人民走出了一条辉煌之路、幸福之路！2021 年，径直前进的时间是中国共产党和中国人民续写新篇章的沙漏，催促着我们奋勇前行，不忘初心、牢记使命；使命意味着责任，责任必须担当！对抗呼吸病的战"疫"尚未结束，我们还有更多、更难的道路要去探寻，医者，自始至终都该守住人民健康之一线。本书于 2021 年这样有纪念意义的时间出版，是笔者之幸，拳拳之意，略表寸心。

治学不为媚时语，苦寻真知启后人，是为说。

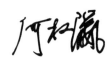

目 录
Contents

从哮喘的复杂病因出发，认为哮喘是一种临床综合征

目前普遍认为哮喘的发病和加重是环境因素和宿主因素共同作用的结果（表1），但是尚不能完全确定在哮喘的发生中，哪些因素是真正的病因，哪些只是触发因素。

表1 哮喘的危险因素

宿主因素	环境因素
遗传易感性	抗原（尘螨、动物皮毛、蟑螂、花粉、真菌等）
性别	职业性因素（二氧化硫、苯、有机溶剂、甲苯二异氰酸盐、油漆等）
个体特应性	吸烟（主动吸烟、被动吸烟）
气道高反应性	食物、食品添加剂、药物（阿司匹林等）
家族史	呼吸道感染（病毒、细菌）
种族	气候和温度变化
肥胖	生活和居住条件

（续表）

宿主因素	环境因素
与妊娠、出生、新生儿早期生活相关危险因素	—
剧烈活动和过度通气	—
极度情绪波动	—

1. 引发哮喘的危险因素：宿主因素

宿主因素是指个体的特征性因素，包括先天遗传性和后天获得性因素。

（1）遗传因素

家系调查已经证实个体特应性、气道反应性增高、哮喘等过敏性疾病或状态至少部分与遗传性因素有关。多个双胞胎研究显示，哮喘、湿疹、花粉症等疾病在单卵双胞胎中的发生率明显高于双卵双胞胎，强烈提示遗传因素在哮喘发生中的重要作用。大样本人群研究结果显示，遗传性危险因素的作用见于35% ~ 70% 的双胞胎。

到目前为止，仍未发现致哮喘和其他过敏性疾病的明确的遗传基因，但可能与之相关的基因涉及肿瘤坏死因子 –α（tumor necrosis factor–α，TNF–α），集落刺激因子（colony–stimulating factor，CSF），白细胞介素（interleukin，IL）–3、IL–4、IL–5、IL–9、IL–13，干细胞因子（stem cell factor，SCF），胰岛素样生长因子（insulin–likegrowth factor，IGF）及胰岛素样生长因子结合蛋白（insulin–like growth factor–binding protein，IGBP），糖皮质激素（glucocorticoid，GC）受体，β_2 受体，B 细胞迁移基因，白细胞分化抗原（cluster–of differentiation，CD），T 细胞受体等。

近年来，虽然发现越来越多的可疑基因与哮喘发病相关，但这些基因参与和调控哮喘的机制尚待进一步明确。至今还未确定单一的哮喘发病基因，这也说明哮喘的异质性与临床表现的多样性。此外，现有研究很少涉及遗传基因和环境因素的相互作用。

（2）性别

在儿童期哮喘中，男性较女性多见，住院哮喘儿童也是男多于女。其机制可能是婴幼儿期的男孩与女孩相比，气道管径较小、气道阻力较高、免疫球蛋白 E（immunoglobulin protein E，IgE）水平相对较高，因而对外界各种刺激的反应较强。青春期后这些差别逐渐消失。在青春期及青春期以后，女性哮喘患者更加多见，有报道称女性气道反应性较男性更高，尤其是吸烟者。

性激素水平参与哮喘的发病。在女性月经期、妊娠期、绝经期等特定生命时期，哮喘的症状常有波动。某些女性在月经前期哮喘症状加重，可能是月经前期心理活动等其他因素影响所致。哮喘在妊娠期也可能缓解或加重。绝经期后如采用雌激素替代疗法，可能增加气道高反应性和导致哮喘症状加重，其机制可能是雌激素提升炎性物质，如前列腺素和花生四烯酸的水平。

（3）个体特应性

个体特应性是指在接触环境中的抗原后不同个体反应性产生的 IgE 抗体，包括总 IgE、特异性 IgE 和用标准化抗原做皮肤点刺试验呈阳性反应水平不同。特应性是易感人群发生哮喘的重要宿主因素，流行病学研究提示约 50% 的哮喘患者有特应性，患有过敏性疾病会使哮喘的发病危险增加约 30%。值得注意的是，对变应原的敏感性与年龄有关，大多数儿童对吸入变应原过敏多见于出生后 3 年内，8 ～ 10 岁以后过敏性哮喘的发病危险明显下降。

（4）气道高反应性

气道高反应性（airway hyper reactivity，AHR）是指气道受到各种因素刺激后引起过早或（和）过强的收缩反应，通常用吸入乙酰甲胆碱或组胺等非特异性刺激检测。AHR 是哮喘的危险因素之一，目前还不清楚 AHR 的出现时机，是出现在哮喘症状之前，与之同时出现，还是在哮喘发病后出现。但是，无症状性 AHR 与气道炎症、气道重构有关，提示气道炎症可能在哮喘发作之前就已经存在。

（5）家族史

家族史是哮喘最重要的特征之一。哮喘的家族聚集性及其相关表型，如气道高反应性和总 IgE 水平等已见诸多文献报道。近亲血缘中患有哮喘者，其子代的哮喘患病率明显增加；有个体特应性和 AHR 的父母，其子代的哮喘患病率增加。

（6）种族

不同的种族间哮喘的发生率有差异。种族差异可能是与基因不同有关，也可能是与环境因素（如社会经济条件、文化水平、营养状况、生活习惯、接触变应原、职业暴露等）的影响有关。

（7）肥胖

近年来，肥胖的发生率和哮喘患病率同步上升，提示肥胖可能是增加哮喘的危险性因素之一。

（8）与妊娠、出生、新生儿早期生活相关的危险因素

有研究显示，早产、出生低体重、怀孕时母亲年龄过小、孕期母亲吸烟等都与哮喘的发生有关。

胎龄短者（＜35周）、出生体重低于2.5 kg的婴儿发生过敏性疾病的概率明显增加。反映胎儿生长发育的指标，如头围、体重、婴儿身长、儿童时期血清IgE水平与哮喘症状有关，提示胎儿在子宫内的生长发育可能也会影响呼吸器官和免疫系统的发育。妊娠期母体发生某些并发症也可能是儿童哮喘的高危因素之一。

围产期及分娩过程本身也可能增加哮喘发生的风险，如胎位不正、胎先露异常、需要助产分娩的儿童继发哮喘的危险性也会增加。

有证据表明，在出生后早期母乳喂养可降低过敏性疾病的发生率。母乳喂养与子代哮喘发病可能与儿童年龄、母亲是否同时

患有哮喘及儿童是否还患有其他过敏性疾病等因素有关。

（9）遗传和环境的相互影响

大量研究提示在儿童哮喘发生、发展的过程中，遗传和环境因素相互作用是十分复杂的。已有报道显示，从哮喘和过敏性疾病低发生率地区移居到高发生率地区后，哮喘患病率会发生变化，提示哮喘等过敏性疾病在外部环境因素影响下其基因可能会发生突变，疾病易感性增加，导致喘息和过敏状态发生变化。

2. 引发哮喘的危险因素：环境因素

有些学者把导致哮喘发病的外部因素称为诱发因素，把引起或加重哮喘发作的因素称为触发因素，一些对变应原敏感的哮喘患者再次或大量接触变应原后导致症状急发或加重。其实现实生活中很难准确区分哮喘的诱发因素和触发因素，其作用常常因人而异、因时而异，常常统称其为"环境因素"。危险因素暴露时间的长短和强度在哮喘发病的原因中可能起着非常重要的作用。

常见的危险因素包括变应原暴露、主动和被动吸烟、职业危害因素的暴露、室内室外空气污染等，以及社会经济状况、感染、营养、饮食、食品添加剂、药品、酗酒等其他因素，包括合并过敏性鼻炎、鼻息肉、胃食管反流、月经与妊娠、剧烈运动及过度通气、气候改变、吸入二氧化硫、情绪激动等。

（1）变应原暴露

有证据表明，人类接触外环境中的变应原越多、强度越大，越容易发生过敏。通常按变应原存在的地点分为室内变应原和室外变应原。

①室内变应原

室内变应原包括屋尘螨、动物抗原、蟑螂、真菌等。随着我国人民居住条件的改善，特别是普遍使用空调、取暖设备、地毯等，导致室内温度和湿度恒定，有利于尘螨、蟑螂、真菌和细菌的生长和聚集。

- 屋尘：系由多种有机物质和无机物质组成，包括纤维、真菌孢子、花粉、昆虫及其排泄物、宠物皮毛、尘螨及其排泄物等。

- 尘螨：是目前世界上最常见的变应原。螨虫直径较大，并不能直接被吸入到气管内。尘螨抗原主要是螨虫的分泌物和排泄物，这是屋尘变应原的主要成分。主要致敏螨属有屋尘螨和粉尘螨。接触高浓度尘螨是哮喘的重要危险因素，当屋尘螨浓度高于 0.5 μg/g（即当每克室内灰尘中含有高于 0.5 μg 的尘螨变应原）时致人尘螨过敏的风险明显增加。与尘螨变应原水平增高相关的因素包括使用地毯、宠物皮屑和毛发、室内空气流通状况不佳、室内温度和湿度较高等，不洁家具、绒毛玩具也是尘螨良好的藏身之所。床垫上的螨变应原浓度通常高于地毯，定期认真清洁室内物品非常重要，特别是床上用品（如床单和枕套等）。即使接触浓度非常低的尘螨也可加重过敏症状，尽量减少尘螨的接触是在此方面预防哮喘的关键。

· 蟑螂：在经济和环境卫生条件较差的地方多见。大多数种属的蟑螂原分布在热带和亚热带，但是居家取暖已改变了蟑螂的生活习性。最常见的品种有美洲大蠊、德国小蠊和亚洲蟑螂。

· 动物抗原：诱发哮喘发作的室内变应原还包括宠物，尤其是猫。猫活动范围大，在一些不养猫的地方，如托儿所、学校和无猫家庭也有可能因接触猫相关变应原而发病。猫相关动物变应原主要为猫的皮毛、尿液和唾液。

· 真菌：是室内的主要变应原，也是室内空气污染的主要因素。真菌喜好生活在阴暗、潮湿、通风不良的环境中，如在空调系统、取暖系统、湿化系统中生长。

②室外变应原

最常见的室外变应原是花粉和真菌。

· 花粉：主要有树花粉、草花粉和野草花粉等。花粉的分布与地域有关，各地的花粉种属不一。我国的主要致敏花粉是蒿草，其他的致敏花粉包括豚草（北京、沈阳、南京、武汉、大连等地），碱蓬（山东），田菁（江苏），野苋，苦楝，木麻黄（广东）等。花粉的浓度和季节有明显关系，树花粉在春季浓度较高，草花粉则在晚春初夏浓度较高，野草花粉多见于夏秋季节，某些花粉在雨后、低气压、无风时浓度较高，易诱发哮喘发作。

• 真菌：重要的室外变应原，其诱发哮喘的发作也具有季节性。

（2）空气污染

空气污染是哮喘患者出现症状的重要原因之一。空气中的微小颗粒，如 $PM_{2.5}$ 可作为吸入变应原，对携带者发挥重要作用。此外，汽车尾气中的硫氧化物、氮氧化物对哮喘发病也可能具有重要作用。高浓度的臭氧暴露可导致呼吸道阻塞、咳嗽、胸痛及气道黏膜下中性粒细胞性炎症，增加易感者的气道反应性。

（3）工作暴露

工作环境中接触职业性致敏原等是诱发哮喘发作或加重哮喘症状的重要危险因素。职业致敏原种类繁多，常见的职业工种包括仓储、饲养动物、食品加工、海鲜食品生产、香料生产、去污剂、杀虫剂、丝绸业、染料厂、塑料制品、油漆（喷漆）、装修工人、家具生产、橡胶业、医护人员等。特点是脱离工作环境后哮喘症状常明显减轻。常见的职业性哮喘的高危因素及工种见表2。

表 2 职业与致喘因素一览

职业或职业领域	致喘因素
实验动物管理员、兽医	动物皮屑、尿蛋白
食物加工业	贝壳类、卵蛋白、胰蛋白酶、木瓜酶、淀粉酶、茶叶、咖啡豆粉尘
牛奶厂工人	尘螨
家禽农场工人	禽螨、羽毛和家禽粪便
粮仓工作人员	尘螨、曲菌、室内豚草、禾草花粉
鱼类食品加工	蠓
洗涤剂工厂	枯草杆菌蛋白酶
丝绸工人	蚕蛾、蛹、植物蛋白
棉纺职工	棉尘
面包师	面粉、淀粉酶
农民	大豆粉尘
装运工人	谷尘（霉菌、昆虫、谷物）
中药工厂	车前子、叶虱等
锯工业、木业	木屑（红杉、橡树、柳桉木、斑木、水杉、黎巴嫩杉、非洲槭、亚洲白杉）
电焊工人	松香
护士	乳胶、无机化学品
提炼厂工人	铂盐、钒
电镀	镍盐
钻石磨光	钴盐
制造业	氟化铝
美容店	过硫酸盐

（续表）

职业或职业领域	致喘因素
焊接	不锈钢烟雾、铬盐、有机化学品
制药厂	抗生素、枸橼酸哌嗪、甲基多巴、沙西胺醇、西咪替丁
医务人员	消毒剂（磺胺噻唑、氯胺、甲醛、戊二醛）
麻醉业	安氟醚
毛皮染坊	联苯胺
橡胶加工业	甲醛、乙二胺、酞酐
塑料工业	甲苯二异氰酸盐、六甲基二异氰酸盐、脱苯甲基异氰酸盐、邻苯二甲基酸盐、三乙烯四胺、苯三酸酐、六甲基四胺
汽车喷漆业	二甲基乙醇胺二异氰酸盐
玻璃工人	呋喃黏合剂

（4）吸烟

吸烟是普遍存在的室内刺激源，烟雾中有大量复杂的气体混合物、蒸气和颗粒，成分多达 4500 余种，包括可吸入性颗粒、一氧化碳、二氧化碳、二氧化氮、氮氧化合物、尼古丁、多环碳氢化合物、丙烯醛等。

①主动吸烟

吸烟会增加暴露于工作场所职业性哮喘的风险，主动吸烟加速哮喘患者的肺功能下降，加重其病情，并降低治疗效果。相关研究发现，吸烟与 AHR 的增高和总 IgE 水平的增加有关，吸烟者的总 IgE（47 KU/L）显著高于非吸烟者（33 KU/L）。吸烟者对职业性变应原的敏感性增加。

②被动吸烟

被动吸烟对儿童的影响主要在婴幼儿。一项综合了 51 项研究的荟萃分析结果显示，被动吸烟使 6 岁以上儿童发生哮喘的危险度增加了 13%，使 6 岁以下儿童发生哮喘的危险度增加 37%。胎儿和婴幼儿被动吸烟与出生后儿童肺的生长发育和肺功能损害高度相关，同时增加其患下呼吸道疾病的风险。双亲，特别是母亲吸烟会增加婴儿患下呼吸道疾病和产生慢性呼吸道症状的易感性。有几项横断面研究已显示被动吸烟可能会增加哮喘发病的风险，并使哮喘症状难以控制。

（5）药物和食物

可能引起气道收缩的常见药物有：阿司匹林及含有阿司匹林的复合制剂、β 受体阻滞剂、可卡因、双嘧达莫、海洛因、呋喃妥因、非甾体类抗炎药、普罗帕酮、鱼精蛋白、长春碱、丝裂霉素等。

β 受体阻滞剂通过阻断 β 受体对内源性儿茶酚胺的作用引起支气管收缩。有 4% ～ 28% 的成人哮喘，特别是合并有鼻息肉和鼻窦炎者，应用非甾体类抗炎药后会引起哮喘发作。

众所周知，对食物的过敏反应是常见的哮喘触发因素。水杨酸盐、食物保鲜剂、食品添加剂、谷氨酰胺等可诱发哮喘发作。许多饮料（包括啤酒和葡萄酒）和食物中含有的保鲜剂也可诱发哮喘。

（6）感染

感染对哮喘和过敏性疾病的作用目前仍有争议。有些研究提示，呼吸道感染可诱发或加重哮喘症状。而最近的流行病学资料却显示，感染可能具有潜在的保护作用，一些研究发现出生后早期呼吸道感染对哮喘有预防性效果。

研究结果的不同可能与呼吸道感染类型、感染时间等因素有关。上、下呼吸道病毒感染在婴儿期非常普遍，然而大多数儿童感染后并不出现喘息。但是，目前认为呼吸道合胞病毒（respiratory syncytial virus，RSV）的感染与儿童发生喘息、哮喘和过敏性疾病关系密切，另外一些呼吸道病毒感染（如鼻病毒）也可能会增加哮喘发病的风险。有学者认为，胎儿期发生病毒感染一方面可能损害气道和肺的生长；另一方面又可能改变宿主的免疫调节功能。

（7）家庭人口

Strachan 首先报道家庭中人口数目与儿童过敏性疾病的患病率呈负相关，此后许多研究证实了这一点，随着家庭同胞人口的增多，发生过敏性疾病，如花粉症、湿疹等的患病率降低。

为什么家庭人口数目会与哮喘和其他过敏性疾病的发生有关？现有几种假说解释。其中一个解释是目前比较热门的"卫生环境学说"，同胞兄弟姐妹的增多可能使相互间感染的机会增加，感染导致免疫系统向非过敏性方向发展。此外，还有学者认为多次怀孕可能改变母亲的免疫状态，保护子代避免发生过敏性疾病。

（8）社会经济状态

社会经济状态，包括卫生保健资源、营养、住房条件、活动方式、变应原暴露及家庭人口多少等对儿童期哮喘的发生均可能有影响。我国香港和广州同处华南地区，两地相距不远，儿童哮喘及其他过敏性疾病的国际研究（International Study of Asthma and Allergies in Childhood，ISAAC）对两地 13 ～ 14 岁儿童过敏性疾病调查结果却显示，香港地区过敏性疾病的发生率是广州的 2 倍。社会经济状态与哮喘患病率的关系十分复杂，其研究结论并不一致，甚至相互矛盾，仍有待进一步研究。

（9）居住条件

居住条件与家庭收入密切相关，可能会影响到哮喘的患病率及其严重程度。室内潮湿及经常暴露于某些真菌孢子与儿童哮喘高度相关，并已被证实独立于家庭的社会经济状态。一项病例对照研究发现室内湿度与哮喘患病率相关联，室内湿度越大，则哮喘症状越多，结果提示室内湿度过高可能是持续性 AHR、哮喘发病率增高的危险因素之一。

（10）城乡生活的差异

多项研究提示，城镇和乡村生活的差异可能影响哮喘的患病率。有学者认为，城市儿童患病率增加可能很大程度上与空气污染，特别是汽车尾气污染有关。最近一些研究发现，乡村地区过敏性疾病发生率较低的原因可能是乡村环境中具有某些保护性因素。

有学者认为，在乡村中长大能够保护儿童避免罹患过敏性疾病和哮喘，但生长在城市的儿童则缺乏这些保护因素。乡村生活条件和方式与城市不同，家中同胞更多、经常接触宠物或禽畜、取暖用煤或柴、母亲吸烟较少、饮食习惯不相同等。

（11）母乳喂养

母乳喂养可能对婴幼儿提供短期保护，避免发生湿疹、食物过敏和喘息。澳大利亚的一项前瞻性队列研究探讨了母乳喂养和哮喘的关系，结果显示母乳喂养的婴幼儿6岁时患哮喘的风险显著下降。还有研究提示母乳中含有各种脂肪酸及介质，可能降低儿童发生哮喘的易感性。

（12）饮食

总体上来说，营养水平可影响过敏性哮喘。抗氧化物摄入可能减少哮喘的发生，因其能抑制花生四烯酸的产生，后者是引起哮喘炎症的重要物质。研究发现，多吃富含omega-3多不饱和脂肪酸的人哮喘发生率较低。

有关哮喘与酒精的研究甚少。有报道提示哮喘患者喝酒后引起喘息加重，很可能是因为酒中含有乙醇。

（13）极度情绪波动

精神紧张可能是哮喘发作的触发因素之一，主要见于大笑、哭泣、愤怒、恐惧所导致的过度通气和低碳酸血症，引起气道狭窄。

（14）剧烈运动或吸入冷空气

剧烈运动可诱发哮喘或加重哮喘，可能与患者运动时过度通气、冷空气吸入、张口呼吸、气道干燥等多种因素有关。

总之，哮喘是与基因－基因、基因－环境等多种因素相互作用有关的一种复杂性疾病。哮喘发生的危险因素多种多样，不同的个体间由于基因差异、基因和环境暴露相互作用的结果不同，在婴幼儿期、青春期、成年期和老年期等不同时期的哮喘又各有其特点。越来越多的证据支持某些环境因素的作用主要影响某一年龄段。将来需要更多的前瞻性研究进一步阐述各种环境暴露对不同基因个体和不同生长阶段的作用。

引起支气管哮喘发病的原因是多种多样的，既有机体内在的遗传因素或易感因素，又有极其复杂的外在诱发因素。我们认为，从某种意义上来讲，与其说支气管哮喘是一种疾病，倒不如说哮喘是一种临床综合征，即多种原因共同作用最终引起哮喘的发生。

研究哮喘的各种发病危险因素，应当注意以下两点：

（1）研究哮喘的发病危险因素的主要目的在于从根本上预防

哮喘的发生和发展，脱离了这一宗旨，哮喘的病因研究就变成没有任何临床意义之举。

（2）必须看到诱发哮喘的各种因素经常处于变化之中，有些病因可能逐渐或已经消失，同时又出现了一些新的致病危险因素，因此对于哮喘病因的研究需要坚持动态，不断更新。

参考文献

1. BRAUN-FAHRLÄNDER C, GASSNER M, GRIZE L, et al. No further increase in asthma, hay fever and atopic sensitisation in adolescents living in switzerland. Eur Respir J, 2004, 23 (3)：407-413.

2. LATVALA J, VON HERTZEN L, LINDHOLM H, et al. Trends in prevalence of asthma and allergy in finnish young men：nationwide study, 1966—2003. BMJ, 2005, 330 (7501)：1186-1187.

3. 陈萍，于润江，侯显明，等. 辽宁省支气管哮喘流行病学调查. 中华结核和呼吸杂志, 2002, 25 (10)：603-606.

4. 陈萍，谢华，吴志家，等. 辽宁省大中城市及郊区老年人支气管哮喘患病率调查. 中华老年医学杂志, 2004, 23 (2)：109-111.

5. 全国儿童哮喘防治协作组. 中国城区儿童哮喘患病率调查. 中华儿科杂志, 2003, 41 (2)：123-127.

6. SCHRAMM B, EHLKEN B, SMALA A, et al. Cost of illness of atopic asthma and seasonal allergic rhinitis in Germany：1-yr retrospective study. Eur Respir J, 2003, 21 (1)：116-122.

7. MALERBA G, F PIGNATTI P. A review of asthma genetics: gene expression studies and recent candidates. J Appl Genet, 2005, 46 (1): 93-104.

8. SHIN H D, KIM L H, PARK B L, et al. Association of eotaxin gene family with asthma and serum total IgE. Hum Mol Genet, 2003, 12 (11): 1279-1285.

9. CHAE S C, LEE Y C, PARK Y R, et al. Analysis of the polymorphisms in eotaxin gene family and their association with asthma, IgE, and eosinophil. Biochem Biophys Res Commun, 2004, 320 (1): 131-137.

10. SHARMA S, RAJAN U M, KUMAR A, et al. A novel (TG) n (GA) m repeat polymorphism 254 bp downstream of the mast cell chymase (CMA1) gene is associated with atopic asthma and total serum IgE levels. J Hum Genet, 2005, 50 (6): 276-282.

11. HEINZMANN A, BLATTMANN S, FORSTER J, et al. Common polymorphisms and alternative splicing in the ILT3 gene are not associated with atopy. Eur J Immunogenet, 2000, 27 (3): 121-127.

12. HOLLOWAY J W, DUNBAR P R, RILEY G A, et al. Association of beta₂-adrenergic receptor polymorphisms with severe asthma. Clin Exp Allergy, 2000, 30 (8): 1097-1103.

13. FRYER A A, SPITERI M A, BIANCO A, et al. The -403 G—> A promoter polymorphism in the RANTES gene is associated with atopy and asthma. Genes Immun, 2000, 1 (8): 509-514.

14. BARNES K C, CARABALLO L, MUÑOZ M, et al. A novel promoter polymorphism in the gene encoding complement component 5 receptor 1 on chromosome

19q13.3 is not associated with asthma and atopy in three independent populations. Clin Exp Allergy, 2004, 34 (5)：736-744.

15. IZUHARA K, YANAGIHARA Y, HAMASAKI N, et al. Atopy and the human IL-4 receptor alpha chain. J Allergy Clin Immunol, 2000, 106 (1 Pt 2)：S65-S71.

16. TAKABAYASHI A, IHARA K, SASAKI Y, et al. Childhood atopic asthma：positive association with a polymorphism of IL-4 receptor alpha gene but not with that of IL-4 promoter or Fc epsilon receptor I beta gene. Exp Clin Immunogenet, 2000, 17 (2)：63-70.

17. OISO N, FUKAI K, ISHII M. Interleukin 4 receptor alpha chain polymorphism Gln551Arg is associated with adult atopic dermatitis in Japan. Br J Dermatol, 2000, 142 (5)：1003-1006.

18. MAPP C E, BEGHÈ B, BALBONI A, et al. Association between HLA genes and susceptibility to toluene diisocyanate-induced asthma. Clin Exp Allergy, 2000, 30 (5)：651-656.

19. NAGARKATTI R, KUMAR R, SHARMA S K, et al. Association of IL-4 gene polymorphisms with asthma in North Indians. Int Arch Allergy Immunol, 2004, 134 (3)：206-212.

20. KABESCH M, TZOTCHEVA I, CARR D, et al. A complete screening of the IL4 gene：novel polymorphisms and their association with asthma and IgE in childhood. J Allergy Clin Immunol, 2003, 112 (5)：893-898.

21. SHIMBARA A, CHRISTODOULOPOULOS P, SOUSSI-GOUNNI A, et

中国医学临床百家

al. IL-9 and its receptor in allergic and nonallergic lung disease: increased expression in asthma. J Allergy Clin Immunol, 2000, 105 (1 Pt 1): 108-115.

22. BHATHENA P R, COMHAIR S A, HOLROYD K J, et al. Interleukin-9 receptor expression in asthmatic airways in vivo. Lung, 2000, 178 (3): 149-160.

23. GRASEMANN H, YANDAVA C N, DRAZEN J M. Neuronal NO synthase (NOS1) is a major candidate gene for asthma. Clin Exp Allergy, 1999, 29 Suppl 4: 39-41.

24. CASTRO J, TELLERÍA J J, LINARES P, et al. Increased TNFA*2, but not TNFB*1, allele frequency in spanish atopic patients. J Investig Allergol Clin Immunol, 2000, 10 (3): 149-154.

25. RANDOLPH A G, LANGE C, SILVERMAN E K, et al. Extended haplotype in the tumor necrosis factor gene cluster is associated with asthma and asthma-related phenotypes. Am J Respir Crit Care Med, 2005, 172 (6): 687-692.

26. NAKAO F, IHARA K, AHMED S, et al. Lack of association between CD28/CTLA-4 gene polymorphisms and atopic asthma in the Japanese population. Exp Clin Immunogenet, 2000, 17 (4): 179-184.

27. HEINZMANN A, PLESNAR C, KUEHR J, et al. Common polymorphisms in the CTLA-4 and CD28 genes at 2q33 are not associated with asthma or atopy. Eur J Immunogenet, 2000, 27 (2): 57-61.

28. MAPP C E. Occupational asthma: interactions between genetic factors and adverse environment? Med Lav, 1994, 85 (3): 187-192.

29. NICOLAE D, COX N J, LESTER L A, et al. Fine mapping and positional

candidate studies identify HLA-G as an asthma susceptibility gene on chromosome 6p21. Am J Hum Genet，2005，76（2）：349-357.

30. LYON H，LANGE C，LAKE S，et al. IL-10 gene polymorphisms are associated with asthma phenotypes in children. Genet Epidemiol，2004，26（2）：155-165.

31. RANDOLPH A G，LANGE C，SILVERMAN E K，et al. The IL-12B gene is associated with asthma. Am J Hum Genet，2004，75（4）：709-715.

32. HOLLOWAY J W，DAVIES D E，POWELL R，et al. The Discovery and role of ADAM33，a new candidate gene for asthma. Expert Rev Mol Med，2004，6（17）：1-12.

33. MCINTIRE J J，UMETSU D T，DEKRUYFF R H. TIM-1，a novel allergy and asthma susceptibility gene. Springer Semin Immunopathol，2004，25（3-4）：335-348.

34. EDER W，KLIMECKI W，YU L Z，et al. Toll-like receptor 2 as a major gene for asthma in children of european farmers. J Allergy Clin Immunol，2004，113（3）：482-488.

35. COOKSON W O，SHARP P A，FAUX J A，et al. Linkage between immunoglobulin e responses underlying asthma and rhinitis and chromosome 11q. Lancet，1989，1（8650）：1292-1295.

36. KIM Y K，CHO S H，KOH Y Y，et al. Linkage between IgE receptor-mediated histamine releasability from basophils and gene marker of chromosome 11q13. J Allergy Clin Immunol，1999，104（3 Pt 1）：618-622.

37. ARON Y, DESMAZES-DUFEU N, MATRAN R, et al. Evidence of a strong, positive association between atopy and the HLA class ii alleles DR4 and DR7. Clin Exp Allergy, 1996, 26 (7): 821-828.

38. LI P K, LAI C K, POON A S, et al. Lack of association between HLA-DQ and -DR genotypes and asthma in southern Chinese Patients. Clin Exp Allergy, 1995, 25 (4): 323-331.

39. 季蓉, 何权瀛. 对中性粒细胞在哮喘发病机制中的新认识. 国外医学: 呼吸系统分册, 2005, 25 (4): 314-316.

嗜酸性粒细胞增多与支气管哮喘

目前大家公认的哮喘的定义：支气管哮喘是一种由多种炎症细胞，包括嗜酸性粒细胞（eosinophilic granulocyte，EOS）、肥大细胞、T淋巴细胞和结构细胞（含支气管平滑肌、上皮细胞、杯状细胞、血管内皮细胞及其细胞组分）参与的慢性气道炎症性疾病，伴有AHR、可逆性气流受限及黏液高分泌，晚期还可出现气道重构。哮喘患者肺泡灌洗液中可见大量炎症细胞，包括巨噬细胞、淋巴细胞、嗜酸性粒细胞、中性粒细胞等。导致哮喘发病的主要原因是EOS在气道局部大量聚集，其数量与哮喘的严重程度密切相关。嗜酸性粒细胞在哮喘的病理形成过程中发挥重要作用，是哮喘的特异性炎症效应细胞。研究表明，在EOS减少和缺失情况下哮喘的气道炎症几乎可以消失，提示哮喘的气道炎症完全依赖于EOS的存在，即EOS可以直接引起哮喘发病。有些学者甚至认为嗜酸性粒细胞与哮喘发病之间存在直接因果关系，认为嗜酸性粒细胞可以直接引起哮喘发病，是哮喘发病的效应细胞。

嗜酸性粒细胞是外周血的成熟白细胞的一种，最早在1879年由 Paul Ehrlich 发现，因细胞内布满了排列密集的嗜酸性颗粒而被命名。正常情况下，嗜酸性粒细胞在血液中维持低水平，占外周血白细胞总数的 0.5% ～ 3.0%，在人体发生过敏性疾病或者被寄生虫感染时，嗜酸性粒细胞可以大量分化并发育成熟，经过外周血循环迁移至炎症部位发挥效应。

哮喘的典型病理生理学机制是机体吸入变应原后，经过气道上皮下的抗原呈递细胞，如巨噬细胞、树突状细胞等的呈递作用，激活 Th$_2$ 淋巴细胞；Th$_2$ 细胞分泌出 IL-3、IL-5、粒细胞巨噬细胞集落刺激因子（granulo cyte macrophage colony stimulating factor，GM-CSF）等，促进骨髓中 EOS 的分化和成熟；同时，Th$_2$ 细胞和气道上皮细胞等分泌 EOS 趋化因子 CCL112 等，将 EOS 经外周血循环募集到肺的炎症局部。聚集在气道周围的 EOS 释放其特异性的胞质颗粒蛋白，如 EOS 主要碱性蛋白（major basic protein，MBP）、EOS 阳离子蛋白（eosinophil cationic protein，ECP）等，破坏气道上皮细胞等局部组织；释放 IL-4、IL-13 等炎性因子，刺激杯状细胞增生，导致黏液高分泌及 AHR 的产生。

在哮喘发病过程中，嗜酸性粒细胞被募集到炎症部位，并通过脱颗粒的方式释放一系列炎症因子，发挥炎性效应，在哮喘的气道炎症反应中发挥关键作用。哮喘中嗜酸性粒细胞释放的炎症因子可以维持并促进 Th$_2$ 细胞型的炎症反应。嗜酸性粒细胞释放的炎症因子主要包括 MBP、嗜酸性粒细胞趋化因子（Eotaxin）-1、IL-5、IL-13。气道炎症局部聚集的活化嗜酸性粒细胞可以分泌 MBP 至胞外，损伤气道上皮细胞和基底膜下坏死区域，在哮喘患者的痰液内和炎症坏死区域可以检测到高水平胞外 MBP。MBP 是嗜酸性粒细胞特有的蛋白质，一般认为是由巨噬细胞吞噬及清除嗜酸性粒细胞产生的。Eotaxin-1 是嗜酸性粒细胞最强的趋化因子，静息状态时 Eotaxin-1 主要表达于气道上皮细胞，在变应原诱发哮喘时，趋化至炎症局部的嗜酸性粒细胞和肺泡局部的巨噬细胞则是高水平 Eotaxin-1 的来源。嗜酸性粒细胞通过自分泌和旁分泌的形式参与 Eotaxin-1 的调控机制，并最终产生哮喘特征性病理改变。此外，Eotaxin-1 和 IL-5 协同参与骨髓中嗜酸性粒细胞到炎症局部的迁移。在嗜酸性粒细胞的分化过程中，IL-5 的作用尤其重要，IL-5 决定性地调控嗜酸性粒细胞的分化，在哮喘气道炎症部位，Th_2 细胞被激活，释放 IL-5，促进骨髓中嗜酸性粒细胞的分化和迁移，促进嗜酸性粒细胞活化并延长其存活率。IL-5 的缺失对哮喘病理的影响巨大，其特征性的 AHR、气道嗜酸性粒细胞聚集等征象几乎消失。IL-13 参与调控哮喘 AHR、杯状细胞增生和黏液高分泌等病理过程。在哮喘中除嗜酸性粒细胞是特征性的炎症效应细胞外，Th_2 细胞在哮喘的病理过程中也具有重要的作用，二者之间存在相互调控。

除了分泌炎症因子、引起炎症反应外，嗜酸性粒细胞参与哮喘发病的免疫调节过程。嗜酸性粒细胞对免疫系统的调节主要包含两个方面：①参与抗原提呈作用并促进 T 细胞增殖和极化；②激活肥大细胞，使其释放组胺、前列腺素等参与免疫反应。活化的嗜酸性粒细胞可以促进免疫反应中 T 细胞的增殖，并通过提呈可溶性抗原给 $CD4^+T$ 细胞调节 Th_1/Th_2 细胞的极化。通常嗜酸性粒细胞只可以促进效应性 T 细胞的功能，并不能调控初始 T 细胞。嗜酸性粒细胞在很早以前就被发现参与肥大细胞的活化，人嗜酸性粒细胞过氧化物酶和血清中 ECP 体外干预大鼠的腹腔肥大细胞，能促使其活化并分泌组胺，人脐带血来源的肥大细胞在 MBP 干预的体外培养中可以充分活化，并分泌组胺、前列腺素、GM–CSF、TNF–α 和 IL–8 等。

此外，嗜酸性粒细胞参与调控哮喘气道组织损伤和修复。嗜酸性粒细胞在炎症过程中对周围组织的损伤和破坏主要是通过其特异性的嗜酸性粒细胞来源的颗粒蛋白（eosinophil-derived granule proteins，EDGPs）来介导的，其中最重要的因子为 MBP_1，可表现为对局部组织和细胞成分的直接破坏。在哮喘发病过程中，MBP_1 主要损伤气道上皮细胞。转化生长因子（transforming growth factor，TGF）在组织损伤后的修复过程中起到重要的作用，主要是 TGF–β 通过促进上皮细胞和纤维细胞的增殖、活化和分化，介导组织的修复，嗜酸性粒细胞分泌的 TGF–β 是组织修复的机制之一。另外，嗜酸性粒细胞与 Th_2 淋巴细胞还可以通过协同作用促进 TGF–β 介导的组织修复和纤维化过程。嗜酸性粒细胞与 IL–13 的协同作用在哮喘病理中也很经典，IL-13 可以趋化募集嗜酸性粒细胞到炎症局部，嗜酸性粒细胞也可以促进 IL-13 介导的组织修复过程，包括上皮下细胞的纤维化、杯状细胞增生、平滑肌肥大和增生反应。

综上所述，平时在外周血及组织局部，嗜酸性粒细胞维持在低水平，当机体受到变应原刺激时，嗜酸性粒细胞可以大量分化，产生并发挥一系列病理效应，并导致哮喘相关的症状，如咳嗽、喘息等。因此，嗜酸性粒细胞在哮喘的发病过程中作用重大，不容忽视。

长期以来，上述观点在哮喘的发病、实验研究乃至临床治疗策略上都具有强大的影响，具体表现在以下几个方面：

（1）在动物实验中，几乎所有的作者无不以试验动物支气管肺泡灌洗液（bronchoalveolar lavage fluid，BALF）中嗜酸性粒细胞增多或病理切片中嗜酸性粒细胞增多作为动物模型成功的主要标准或唯一标准。

（2）临床描述哮喘的临床特征或本质时，均特别强调嗜酸性粒细胞增多的意义，认为嗜酸性粒细胞增多是诊断哮喘十分重要的临床特征。

（3）基于以上认识，长期以来坚持把糖皮质激素作为治疗哮喘的基石，GINA 2003—2018 推荐的阶梯疗法中建议，从第二级开始到第五级几乎毫无例外地给予吸入糖皮质激素（inhaled corticosteroids，ICS）或口服糖皮质激素，到了 2019 年，GINA 更进一步，建议从第一阶梯便开始给予 ICS，有学者甚至将这种改变称之为"里程碑式的变革"或者"颠覆性的变革"。尽管如此，即使全部哮喘患者都给予糖皮质激素治疗，仍有相当比例哮喘患者的病情得不到良好控制。学者对于这部分患者哮喘控制不良的原因进行了仔细分析，认为可能是因为患者用药依从性不佳或者吸入用药技术不良；对触发哮喘的各种因素控制不良，包括室内、室外变应原和职业性过敏因素控制不良；还有长期吸烟和服用可以引发哮喘的药物等问题。同时还考虑到相关疾病控制不良，包括慢性鼻窦炎、胃食管反流、肥胖、阻塞性睡眠呼吸暂停，以及神经、精神心理因素，甚至认为可能是把其他疾病误诊为支气管哮喘，包括过敏性支气管肺曲霉病、变应性嗜酸性肉芽肿血管炎、上气道梗阻（包括肿瘤）、声带功能失调等。但是从来没有学者对嗜酸性粒细胞在哮喘发病中的作用及糖皮质激素在哮喘治疗中的地位提出过质疑。

近年来在研究哮喘临床表型，尤其是炎症细胞表型时，Simpson 等澳大利亚学者明确提出按照气道炎症细胞种类划分，哮喘的炎症表型可分为以下 4 种：①嗜酸性粒细胞性哮喘（嗜酸性粒细胞＞ 1.01%）；② 中性粒细胞性哮喘（中性粒细胞＞ 61%）；③少细胞性哮喘（嗜酸性粒细胞＜ 1.01%，中性粒细胞＜ 61%）；④混合性粒细胞性哮喘（嗜酸性粒细胞＞ 1.01%，中性粒细胞＞ 61%）。表明糖皮质激素治疗仅对①型和④型哮喘有效，对②型（中性粒细胞性哮喘）无效。

Barnes 早在 2013 年就曾经说明，40% 以上的哮喘患者是以中性粒细胞浸润为主，10% ～ 15% 的严重哮喘患者对吸入 ICS 不敏感，甚至产生激素抵抗。Simpson 等研究显示，嗜酸性粒细胞性哮喘约占 40%，中性粒细胞性哮喘约占 20%。Chung 等研究发现中性粒细胞性哮喘竟然会占到哮喘总数的 50%，这些哮喘患者往往病情控制不佳、对激素反应差。国内也有类似的研究，张永明等的研究结果显示哮喘患者气道炎症分布为：嗜酸性粒细胞性哮喘占 46.6%，中性粒细胞性哮喘占 21.5%，少细胞性哮喘占 4.4%，混合性粒细胞性哮喘占 27.5%。尽管上述作者报道的数据不完全一致，但有一点是可以肯定且一致的，即哮喘患者的气道炎症类型绝不全是嗜酸性粒细胞性哮喘。

多年来，研究人员对激素治疗哮喘的机制进行了大量研究，认为糖皮质激素治疗哮喘的作用机制几乎涵盖了哮喘发病的全部环节：①抑制炎症细胞，如巨噬细胞、树突状细胞和气道上皮细胞的生成活化及其功能。②抑制其他白介素（IL–1、IL–2、IL–6、IL–8）和 GM–CSF 等细胞因子的产生。③抑制磷脂酶 A_2、一氧化氮合酶、干扰素 –β、白三烯、血小板活化因子等炎症介质的产生和释放。④增加抗感染产物的合成。⑤抑制黏液分泌。⑥活化和提高气道平滑肌 $β_2$ 受体的反应性，增加细胞膜上 $β_2$ 受体的合成。⑦降低 AHR。⑧抗氧化应激。糖皮质激素通过与细胞内糖皮质激素受体（glucocorticoid receptor，GR）结合，形成 GCS–GR 复合体转运至核内，从而调节基因的转录，抑制各种细胞因子和炎症介质的基因转录和合成，增加各种抗感染蛋白的合成，从而发挥其强大的抗感染作用。因此，可以认为糖皮质激素是治疗哮喘的一类"完美"药物。

但是有一点必须明确，糖皮质激素主要治疗的类型是嗜酸性粒细胞性哮喘，而不是中性粒细胞性哮喘，为此，有学者提出使用 ICS 治疗哮喘之前应当对其疗效进行预测。目前已知不同的哮喘患者对于 ICS 反应具有高度的异质性，超过 40% 的哮喘患者对短期 ICS 治疗无反应。气道内持续存在嗜酸性粒细胞性炎症是对短期 ICS 治疗有反应的预测因子。此外，高水平的呼出气一氧化氮（fractional exhaled nitric oxide，FeNO）水平（> 47 ppb）也可以预测 ICS 治疗反应良好，非嗜酸性粒细胞性哮喘对 ICS 治疗反应差，而中性粒细胞性气道炎症对 ICS 治疗反应更差，这从一个侧面反映出 ICS 在控制气道炎症中的局限性。

长期以来，尽管支气管哮喘的阶梯疗法能够注意到哮喘患者的病情变化，但是没有体现出个体化特征，特别是没有考虑到支气管哮喘的气道炎症表型，因此，笔者建议在治疗支气管哮喘时，除了考虑到患者的病情以外，还应当考虑到患者的气道炎症类型，根据不同的气道炎症类型给予不同的治疗。

参考文献

1. TO T, STANOJEVIC S, MOORES G, et al. Global asthma prevalence in adults: findings from the cross-sectional world health survey. BMC Public Health, 2012, 12: 204.

2. LAI C K W，BEASLEY R，CRANE J，et al. Global variation in the prevalence and severity of asthma symptoms：phase three of the international study of asthma and allergies in childhood（ISAAC）. Thorax，2009，64（6）：476-483.

3. VOS T，FLAXMAN A D，NAGHAVI M，et al. Years lived with disability（YLDS）for 1160 sequelae of 289 diseases and injuries 1990—2010：a systematic analysis for the global burden of disease study 2010. Lancet，2012，380（9859）：2163-2196.

4. SERRA-BATLLES J，PLAZA V，MOREJÓN E，et al. Costs of asthma according to the degree of severity. Eur Respir J，1998，12（6）：1322-1326.

5. SCHWARTZ H J，LOWELL F C，MELBY J C，et al. Steroid resistance in bronchial asthma. Ann Intern Med，1968，69（3）：493-499.

6. BARNES P J，GREENING A P，CROMPTON G K，et al. Glucocorticoid resistance inasthma. Am J Respir Crit Care Med，1995，152（6 Pt 2）：S125-S140.

7. BARNES P J. Corticosteroid resistance in patients with asthma and chronic obstructive pulmonary disease. J Allergy Clin Immunol，2013，131（3）：636-645.

8. MARTINEZ F D，VERCELLI D. Asthma. Lancet，2013，382（9901）：1360-1372.

9. TSUJIMURA S，SAITO K，NAWATA M，et al. Overcoming drug resistance induced by p-glycoprotein on lymphocytes in patients with refractory rheumatoid arthritis. Ann Rheum Dis，2008，67（3）：380-388.

10. BHAVSAR P，KHORASANI N，HEW M，et al. Effect of p38 MAPK inhibition on corticosteroid suppression of cytokine release in severe asthma. Eur Respir J，2010，35（4）：750-756.

11. CHANG P, MICHAELOUDES C, ZHU J, et al. Impaired nuclear translocation of the glucocorticoid receptor in corticosteroid-insensitive airway smooth muscle in severe asthma. Am J Respir Crit Care Med, 2015, 191 (1): 54-62.

12. BUTLER C A, MCQUAID S, TAGGART C C, et al. Glucocorticoid receptor β and histone deacetylase 1 and 2 expression in the airways of severe asthma. Thorax, 2012, 67 (5): 392-398.

13. PUJOLS L, MULLOL J, PICADO C, et al. Alpha and beta glucocorticoid receptors: relevance in airway diseases. Curr Allergy Asthma Rep, 2007, 7 (2): 93-99.

14. SALEM S, HARRIS T, MOK J S L, et al. Transforming growth factor-β impairs glucocorticoid activity in the a549 lung adenocarcinoma cell line. Br J Pharmacol, 2012, 166 (7): 2036-2048.

15. LOKE T, MALLETT K H, RATOFF J, et al. Systemicglucocorticoid reduces bronchial mucosal activation of activator protein 1 components in glucocorticoid-sensitive but not glucocorticoid-resistant asthmatic patients. J Allergy Clin Immunol, 2006, 118 (2): 368-375.

16. OSOATA G O, YAMAMURA S, ITO M, et al. Nitration of distinct tyrosine residues causes inactivation of histone deacetylase 2. Biochem Biophys Res Commun, 2009, 384 (3): 366-371.

17. ALCORN J F, CROWE C R, KOLLS J K. Th[17] cells in asthma and COPD. Annu Rev Physiol, 2010, 72: 495-516.

所谓激素抵抗性哮喘，可能是一场误会

长期以来，学者一直认为嗜酸性粒细胞是各种原因诱发哮喘的效应细胞，甚至有学者认为嗜酸性粒细胞性气道炎症是哮喘有别于慢性阻塞性肺疾病（chronic obstructive pulmonary diseases, COPD）的主要特点，相应的，认为糖皮质激素是治疗哮喘最主要的药物，尤其 ICS 是治疗哮喘的最根本和最重要的措施。基于以上认识，学者坚持把糖皮质激素作为治疗哮喘的基石。

事实却并不乐观，哪怕是全部的哮喘患者都应用糖皮质激素治疗，仍然有相当比例的哮喘患者病情得不到良好控制，甚至发展为难治性哮喘。即使采取了很多应对措施，目前来看，某些难治性哮喘的治疗效果仍然不理想，学者似乎再无良策。令笔者感到疑惑的是——从来没有人对嗜酸性粒细胞在哮喘发病中的作用和糖皮质激素在哮喘治疗中的地位提出过质疑。

多年来，学者对激素治疗哮喘的机制进行了大量研究，认为糖皮质激素治疗哮喘的主要机制在于抑制炎症细胞及其细胞因子和炎症介质，抑制各种细胞因子和炎症介质的基因转录和合成，增加各种抗感染蛋白的合成，从而发挥其强大的抗感染作用，这里并未说明激素到底抑制哪种炎症细胞和细胞因子。有一点必须再次强调，糖皮质激素主要治疗的类型是嗜酸性粒细胞性哮喘，而不是中性粒细胞性哮喘。为此，有学者提出在应用 ICS 治疗哮喘之前对其疗效进行预测，然后再决定治疗策略，这一点并未达成共识，更未落实到临床实践中。目前已知不同的哮喘患者对 ICS 的反应具有高度异质性。气道内持续存在嗜酸性粒细胞性炎症是对短期 ICS 治疗有反应的预测因子，而非嗜酸性粒细胞性哮喘对 ICS 治疗的反应差，中性粒细胞性气道炎症对 ICS 治疗的反应更差，这从一个侧面反映出糖皮质激素在抑制哮喘气道炎症中的局限性。

下面笔者将探讨激素抵抗问题。虽然多数哮喘患者的症状可以通过 ICS 联合短效或长效 β_2 受体激动剂疗法进行良好控制，但其中有一些哮喘患者对激素治疗的反应很差，吸入大剂量激素，甚至口服激素后症状仍然不能得到良好控制，因此被归类为"激素抵抗性哮喘（steroid–resistant asthma，SRA）"。尽管这些患者所占比例不是很大，却需要大量的医疗照护，其治疗成本约占哮喘治疗总成本的 50%。这类患者由于对糖皮质激素治疗的反应差，病情严重，症状持续存在，具有高发病率和死亡风险，长期大剂量的激素治疗使患者产生多种不良反应，生活质量严重下降，故一直为学者所关注。

3. 激素抵抗性哮喘相关的若干问题

（1）定义

SRA 是指哮喘患者对于常规糖皮质激素治疗没有反应，或者需要高剂量的 ICS 治疗而出现严重的不良反应。激素抵抗性哮喘的概念最早由美国麻省总医院 Schwartz 教授等于 1968 年提出，他们发现有部分哮喘患者对大剂量糖皮质激素治疗的临床反应差，经过糖皮质激素治疗后，外周血嗜酸性粒细胞计数下降程度显著低于其他哮喘患者。此外，还具有年龄较大、病史较长、AHR 比较严重、更易出现夜间喘息症状等特点。1995 年，Barmes 等更新了 SRA 的定义，认为当哮喘患者一秒用力呼气容积（forced expiratory volume in one second，FEV_1）小于预期值的75%，且连续 2 周每天口服泼尼松 40 mg，改善值小于 15%，可诊断为 SRA。Chan 报道，尽管许多哮喘患者在治疗过程中应用了足量的糖皮质激素，但依旧会对激素治疗产生抵抗。

（2）发病机制

①遗传易感性

激素抵抗在哮喘患者中更易出现家族聚集倾向，这表明遗传因素能够影响哮喘患者对糖皮质激素的反应。采用微阵列实验，在 SRA 患者外周血单核细胞内共发现 11 个易感基因，其中 *BMPR-II* 最为显著，该基因过表达可显著提高细胞对糖皮质激素的敏感性。近来一项全基因组关联分析研究发现，*GLCCI-1* 基因的多态性与糖皮质激素诱导的凋亡相关，而糖皮质激素受体 β 的多态性与糖皮质激素的转录抑制有关。

② P 糖蛋白增加

多药耐药蛋白 –1（multidrug resistance–1，MDR–1）编码的 P 糖蛋白 170 泵表达增加会导致糖皮质激素抵抗，因为这种泵的作用能够使糖皮质激素从细胞中流出，但是这一机制尚待进一步证实。

③糖皮质激素受体核转位及结合缺陷

糖皮质激素受体（glucocorticoid receptor，GR）存在大量的修饰位点，其异常修饰会影响到 GR 活性，包括与糖皮质激素结合、转位到细胞核、与 DNA 结合及与其他蛋白相互作用等。高浓度的血管扩张剂和一氧化氮可在 Hsp90 结合位点对 GR 进行亚硝基化修饰。一些细胞因子的暴露，如 IL–2、IL–4 和 IL–13 能够通过活化 p38 丝裂原活化蛋白激酶（p38 MAPK）增加对 GR 的磷酸化修饰，降低 GR 的转录水平和结合能力。GR 也能够进行泛素化修饰，并作为标记被蛋白酶降解，提示蛋白酶抑制剂可能会增加患者激素敏感性。此外，GRα 核转位降低也会导致患者对激素敏感性降低。

④糖皮质激素受体亚单位（GRβ）表达增加

经支气管活检，Liam G Heaney 等发现在 SRA 患者中，GRβ mRNA 表达水平显著升高，GRβ 在上皮细胞表达显著增加。一些促炎因子和微生物抗原（如葡萄球菌肠毒素）能诱导 GRβ 表达增加。GRβ 作为主要的负性阻断剂，能够与糖皮质激素受体亚单位 α（GRα）竞争性结合形成糖皮质激素反应元件（glucocorticoid responsive elements，GRE），这可能是严重非过敏性哮喘患者激素抵抗的原因。敲除 SRA 患者 BALF 中的 GRβ，能够增加 GRα 的核内定位，增加 SRA 患者对激素的反应能力。

⑤ GR 表达减少

由气道上皮细胞释放的转化生长因子 β_1（transforming growth factor β_1，TGF-β_1）在变应原诱发的哮喘患者气道灌洗液中水平增加，它能通过使 GR 表达下降减弱细胞对激素的反应，但并不会影响 GR 与糖皮质激素的结合能力。

⑥促炎转录因子的活化

在炎症细胞中，糖皮质激素抵抗与转录因子 NF-κB、转录激活因子 -5（signal transducer and activator of transcription-5，STAT-5）和转录活化蛋白 -1（activator protein-1，AP-1）、Jun 和 Fos 蛋白异二聚体等信号通路持续激活有关刺激 IL-4 和 IL-5 等炎性因子分泌。哮喘患者外周血中 NF-κB 的表达与激素的反应性呈现一定负相关。STAT-5 能够与 GR 相结合，使 GR 核转位及 GR 与 DNA 结合发生缺陷。AP-1 过度激活被认为是激素抵抗的机制之一，它是一种 Jun 和 Fos 蛋白的异二聚体，被 JNK 信号通路中的促炎因子激活，能够与 GR 相结合，阻止 GR 与 GRE 及其他转录因子的相互作用，且在口服大剂量激素后并不能使之降低。

⑦组蛋白乙酰化的异常

在炎症细胞中，氧化和硝化应激会降低组蛋白去乙酰化酶 -2（histone deacetylase-2，HDAC-2）的表达和活性，该机制与激素抵抗密切相关。香烟烟雾诱发氧化应激，导致磷脂酰肌醇 -3- 激酶（PI3K）活性增加，蛋白激酶磷酸化，从而导致 HDAC-2 的磷酸化和泛素化。硝化应激是由于过氧亚硝基的形成，硝化和泛素化 HDAC-2，同样使 HDAC-2 水平降低。

⑧免疫调节机制

调节性 T 细胞分泌的 IL-10 是一种抗感染和免疫调节因子，但在 SRA 患者中，T 细胞却无法进行分泌，骨化三醇可以恢复 SRA 患者 T 细胞分泌缺陷。在重症哮喘中 Th_{17} 细胞数量、其分泌的 IL-17 和相关细胞因子都显著增加，这些可能会导致中性粒细胞性气道炎症，并会增加 GRβ 的表达，导致激素治疗无效。

⑨肥胖与瘦素

肥胖不仅增加哮喘发病的危险性，也可能是肥胖型哮喘难以控制的重要原因，而且其症状严重难以控制，激素治疗效果不佳。瘦素在肥胖患者体内表达增加，能够独立于肥胖而调节气道炎症。此外，瘦素在纠正饥饿引起的免疫抑制的同时，还能增强 Th_1 炎症反应，抑制 Th_2 细胞因子的产生。研究显示，瘦素可以增加 Th_1 型细胞因子，减少 Th_2 型细胞因子的表达。以上结果均提示，瘦素可以导致哮喘气道炎症，是以非嗜酸性粒细胞为主，表现为 Th_1 型细胞因子增加介导的迟发型哮喘。由此推测，瘦素能够促进哮喘气道炎症的发展，而气道炎症又会引起瘦素产生的增加，两者互为因果，形成恶性循环。故而现在认为，Th_1 型细胞因子在重症哮喘及激素抵抗的发病机制中起到了重要的作用。

（3）炎症表型

在临床工作中了解哮喘的临床炎症表型，除了能够帮助医师针对哮喘患者的临床症状量身定制治疗方案，还能作为一种生物标志物，帮助医师理解 SRA 复杂的病理学改变

①中性粒细胞性气道炎症

诱导痰样本显示，中性粒细胞炎症的重症哮喘患者的临床特征明显不同于 Th_2 型气道炎症患者，提示存在不同的病理生理学变化。有作者认为对 SRA 而言，中性粒细胞起到决定性作用。

研究发现，在非嗜酸性粒细胞性哮喘患者中，其气道中性粒细胞浸润程度与哮喘严重程度呈正相关。哮喘急性发作致死的患者中存在大量中性粒细胞而不是嗜酸性粒细胞，同时，许多重症哮喘患者中性粒细胞数目也大量增加。这些研究结果表明，重症和危及生命的哮喘可能是由中性粒细胞而不是传统的嗜酸性粒细胞介导的疾病。激素抵抗性哮喘很大可能也是中性粒细胞性哮喘。在糖皮质激素处理后的哮喘患者中，中性粒细胞炎症程度与 FEV_1 的改善程度呈负相关，与 AHR 呈正相关。研究表明，中性

粒细胞对糖皮质激素不敏感，相反，糖皮质激素能抑制中性粒细胞的凋亡，促进中性粒细胞从骨髓池进入外周血，并使其从血管的边流进入轴流，这也可能是在重症哮喘和激素抵抗性哮喘患者中检测到中性粒细胞增加的重要原因。

中性粒细胞活化后能够分泌大量的炎症因子和各种蛋白酶，从而可能导致哮喘 AHR 和黏液高分泌。在哮喘患者中，与中性粒细胞相关的弹性蛋白酶和基质金属蛋白酶（matrix metalloproteinases，MMP）-9 显著升高。MMP-9 是哮喘患者中最常产生的一种 MMP，它的浓度与哮喘严重程度呈正相关，弹性蛋白酶在哮喘中可能调控 AHR，并能刺激气道上皮细胞产生和分泌黏液蛋白。

此外，该表型患者中，部分患者存在鼻窦、气道同时感染，还有部分患者长期暴露于职业或环境致敏剂，如二手烟等。有调查显示，在轻中度哮喘患者中，中性粒细胞性哮喘患者，尤其是不伴有嗜酸性粒细胞炎症者，对糖皮质激素治疗的短期反应明显低于嗜酸性粒细胞炎症患者。目前，已有作者建议应用大环内酯药物治疗这类哮喘患者。

②混合性气道炎症

某些重症哮喘患者的痰液中同时持续存在中性粒细胞炎症和嗜酸性粒细胞炎症。这种同时重叠的表型群体面临着严重的气流受限和沉重的疾病负担。IL-6 和 IL-17 可促进气道中 Th_2、Th_{17} 细胞的存在和这两种类型炎症的发展。因此，这些细胞因子可以作为混合性炎症患者的潜在治疗靶点。

③粒细胞缺乏性哮喘表型

一些哮喘患者气道中没有明显的炎症反应，此类为粒细胞缺乏性哮喘表型。该表型患者的症状可能与气道平滑肌的反应性有关，且 AHR 的表现不依赖于已知的免疫成分。但总体而言，此类表型并不十分常见，多见于肥胖哮喘患者，且对激素治疗也不敏感。

（4）治疗

①一般治疗

对于哮喘患者来说，暴露于变应原、吸烟、感染、肥胖、精神压力大、维生素 D 缺乏都是导致 SRA 的危险因素。针对这些危险因素进行干预，如戒烟、脱离变应原、减少压力等，能够取得一定效果。有研究表明，超重或肥胖的哮喘患者激素药代动力学异常，减重能够改善激素对患者的作用。最新研究发现，哮喘患者血清维生素 D 的水平和 FEV_1 呈正相关，与炎性因子 TNF-α 呈负相关。应用维生素 D 治疗 SRA 患者，具有降低 AHR、减慢气道重塑、抗感染和糖皮质激素增敏的作用。

②糖皮质激素备用剂治疗

糖皮质激素备用剂包括甲氨蝶呤、环孢素、金制剂等。其中，环孢素 A 可以显著抑制激素抵抗性 Th_{17} 细胞亚群，从而有效改善激素抵抗。甲氨蝶呤可以明显减少激素的使用量以获得临床控制，但撤药后激素抵抗仍可出现。这类药物虽效果显著，但因不良反应较大，临床上很少应用。

③逆转糖皮质激素抵抗

A.HDAC–2 激活剂和磷酸肌醇 3– 激酶抑制剂：SRA 患者肺泡巨噬细胞 HDAC–2 能够恢复糖皮质激素的敏感性，提示HDAC–2 的激活剂可能会逆转糖皮质激素抵抗。同样，茶碱、去甲替林和 PK 抑制剂能特异性抑制 PI3K 的表达，以此恢复HDAC–2 的活性，增强激素敏感性。

B. 磷酸二酯酶（phosphodies–terase，PDE）抑制剂：非选择性 PDE（茶碱）和选择性 PDE–4（如咯利普兰、西洛司特和罗氟司特等）本身即具有抗感染作用，有研究显示，选择性 PDE–3和 PDE–4 抑制剂结合使用能够防止氧化应激导致的糖皮质激素抵抗，可作为激素增敏药物对患者进行治疗。

C.p38 MAPK 抑制剂：可以恢复 SRA 患者的外周血单核细胞对糖皮质激素的敏感性，但会对胎儿和新生儿的发育产生影响。

D.MIF 抑制剂和 P 糖蛋白抑制剂：MIF 在 SRA 患者的外周血单核细胞里表达显著增强，MIF 抑制剂通过调节巨噬细胞的功能，改善糖皮质激素的抗感染效应，恢复其敏感性。P 糖蛋白抑制剂能够阻止 P 糖蛋白将细胞内的糖皮质激素转至胞外的进程。

E. β_2 受体激动剂：长效 β_2 受体激动剂（long–acting beta2–agonist, LABA）联合 ICS 能够增强对哮喘的控制。有证据表明，

LABA 能通过增加 GR 的核转录水平来提高激素的抗感染效果。有研究表明，福莫特罗可能通过激活磷酸酶来抑制 p38 MAPK 磷酸化，从而抑制 GR 的磷酸化，以此改善或逆转激素抵抗。此外，福莫特罗还能通过抑制 p38 MAPK 逆转糖皮质激素抵抗。

④细胞因子及因子抑制剂

细胞因子的调节在激素抵抗中起着不可或缺的作用。相关的新型药物已用于实验并取得效果。

A.IL-4 和 IL-13 抗体分别能够与 IL-4 受体 α 链和 IL-13 受体 α_1 链结合成异二聚体，因此，抗 IL-4Rα 抗体能够同时阻断 IL-4 和 IL-13 的作用。目前，度匹鲁单抗（Dupilumab）作为抗 IL-4Rα 的人单克隆抗体已被证明能够显著降低 SRA 急性发作率，提高 FEV_1 水平。

B. 美泊利单抗（Mepolizumab）可对 IL-5 进行拮抗，在对激素不敏感的嗜酸性粒细胞性哮喘中效果显著。

C. 干扰素 γ 能够维持 Th_1/Th_2 细胞比例的平衡，并能诱导 IL-10 基因产生抗炎因子。

D. 来瑞组单抗（Lebrikizumab）作为 lgG_4 人单克隆抗体，能够阻断 IL-13 与 IL-4α 的结合位点，能降低血清 IgE 和趋化因子配体 13、趋化因子配体 17 的水平，提高 FEV_1 水平并减少病情的急性加重。

E.趋化因子受体拮抗剂可通过特定的作用靶点来降低气道炎症和气道重塑风险。AZD5069 和 SCH527123 可通过 CXCR2 靶点来特定对中性粒细胞进行拮抗。Fevipiprant 通过 $CRTh_2$ 靶点来拮抗 Th_2 细胞和嗜酸性粒细胞。

⑤支气管热成形术

支气管热成形术（bronchial thermoplasty，BT）是针对重症持续性哮喘患者的一种新型介入疗法，是唯一针对气道平滑肌的靶向治疗方法，目的是向支气管壁提供靶向热能以消融气道平滑肌。多项大型临床试验都已证明，经 BT 治疗后，哮喘患者的急性发作频率降低，生活质量得到提高，所消耗的医疗费用持续减少。虽然当前 BT 已经用于治疗经严格筛选的重症哮喘患者，但该疗法使哮喘症状得到改善的机制及其远期疗效仍有待继续研究。

⑥其他治疗

A.NF-κB 抑制剂：选择性 NF-κB 抑制剂——NF-κB 激酶 IKKB 是治疗激素抵抗性炎症的另一种疗法，通过降低 NF-κB 的激活，减少 IL-4、IL-5 等炎症因子的释放，从而减轻炎症反应。但由于这些药物的不良反应，可能只适用于局部使用。

B. 抗 IgE- 奥马珠单抗：奥马珠单抗（Omalizumab）通过阻断 IgE 与肥大细胞和嗜碱性粒细胞上的特异性受体结合而减轻症状，主要用于长期吸入变应原的重症持续性哮喘患者，目前仅作为重症哮喘患者的附加疗法，可以显著降低哮喘发作的发生率、哮喘恶化的概率和急诊就诊率。

总之，从 SRA 的发生机制、临床表型分析及对策的论述中不难看出，其实就所谓 SRA 的本质而言，原本不该把糖皮质激素用于治疗临床上属于中性粒细胞性气道炎症表型的哮喘患者，因为糖皮质激素对于这类哮喘本来就不敏感、没反应，说得更通俗一点，这是一种误用和滥用糖皮质激素的情况，从根本上违背了精准医学和哮喘患者个体化治疗的基本原则，既然如此，又何必花那么多的时间和精力去研究 SRA 呢？

长期以来，支气管哮喘的阶梯疗法尽管注意到哮喘患者的病情变化，但是没有体现出个体化特征，特别是没有考虑到支气管哮喘的气道炎症表型，因此，笔者建议在对支气管哮喘进行治疗时，除了考虑到患者的病情以外，还应当考虑到患者气道炎症类型，根据不同的气道炎症类型给予不同的治疗。

参考文献

1. Global Initiative for Asthma. Global Strategy for Asthma Management and Prevention Update 2013. 2013.

2. Global Initiative for Asthma. Global Strategy for Asthma Management and Prevention Update 2018. 2018.

3. Global Initiative for Asthma. Global Strategy for Asthma Management and Prevention Update 2019. 2019.

4. 中华医学会呼吸病学分会哮喘学组. 难治性哮喘诊断与处理专家共识. 中华结核和呼吸杂志，2010，33（8）：572-577.

5. SIMPSON J L, SCOTT R, BOYLE M J, et al. Inflammatory subtypes in

中国医学临床百家

asthma：assessment and identification using induced sputum. Respirology，2006，11（1）：54-61.

6. DOUWES J，GIBSON P，PEKKANEN J，et al. Non-eosinophilic asthma：importance and possible mechanisms. Thorax，2002，57（7）：643-648.

7. BARNES P J. Corticosteroid resistance in patients with asthma and chronic obstructive pulmonary disease. J Allergy Clin Immunol，2013，131（3）：636-645.

8. CHUNG K F. Neutrophilic asthma：a distinct target for treatment?Lancet Respir Med，2016，4（10）：765-767.

9. 张永明，林江涛，苏楠，等 . 支气管哮喘患者气道炎症表型研究 . 中华结核和呼吸杂志，2015，38（5）：348-351.

10. LOUIS R，SCHLEICH F，BARNES P J. Corticosteroids：still at the frontline in asthma treatment?Clin Chest Med，2012，33（3）：531-541.

11. SERRA-BATLLES J，PLAZA V，MOREJÓN E，et al. Costs of asthma according to the degree of severity. Eur Respir J，1998，12（6）：1322-1326.

12. SCHWARTZ H J，LOWELL F C，MELBY J C. Steroid resistance in bronchial asthma. Ann Intern Med，1968，69（3）：493-499.

13. BARNES P J，GREENING A P，CROMPTON G K. Glucocorticoid resistance in asthma. Am J Respir Crit Care Med，1995，152（6 Pt 2）：S125-S140.

14. MARTINEZ F D，VERCELLI D. Asthma. Lancet，2013，382（9901）：1360-1372.

15. TSUJIMURA S，SAITO K，NAWATA M，et al. Overcoming drug resistance induced by P-glycoprotein on lymphocytes in patients with refractory rheumatoid arthritis. Ann Rheum Dis，2008，67（3）：380-388.

16. BHAVSAR P, KHORASANI N, HEW M, et al. Effect of p38 MAPK inhibition on corticosteroid suppression of cytokine release in severe asthma. Eur Respir J, 2010, 35 (4)：750-756.

17. CHANG P, MICHAELOUDES C, ZHU J, et al. Impaired nuclear translocation of the glucocorticoid receptor in corticosteroid-insensitive airway smooth muscle in severe asthma. Am J Respir Crit Care Med, 2015, 191 (1)：54-62.

18. BUTLER C A, MCQUAID S, TAGGART C C, et al. Glucocorticoid receptor β and histone deacetylase 1 and 2 expression in the airways of severe asthma. Thorax, 2012, 67 (5)：392-398.

19. PUJOLS L, MULLOL J, PICADO C. Alpha and beta glucocorticoid receptors：relevance in airway diseases. Curr Allergy Asthma Rep, 2007, 7 (2)：93-99.

20. SALEM S, HARRIS T, MOK J S L, et al. Transforming growth factor-β impairs glucocorticoid activity in the A549 lung adenocarcinoma cell line. Br J Pharmacol, 2012, 166 (7)：2036-2048.

21. LOKE T, MALLETT K H, RATOFF J, et al. Systemic glucocorticoid reduces bronchial mucosal activation of activator protein 1 components in glucocorticoid-sensitive but not glucocorticoid-resistant asthmatic patients. J Allergy Clin Immunol, 2006, 118 (2)：368-375.

22. OSOATA G O, YAMAMURA S, ITO M, et al. Nitration of distinct tyrosine residues causes inactivation of histone deacetylase 2. Biochem Biophys Res Commun, 2009, 384 (3)：366-371.

23. ALCORN J F, CROWE C R, KOLLS J K. Th$_{17}$ cells in asthma and COPD. Annu Rev Physiol, 2010, 72: 495-516.

24. BEUTHER D A, SUTHERLAND E R. Overweight, obesity, and incident asthma: a meta-analysis of prospective epidemiologic studies. Am J Respir Crit Care Med, 2007, 175 (7): 661-666.

25. TAYLOR B, MANNINO D, BROWN C, et al. Body mass index and asthma severity in the National Asthma Survey. Thorax, 2008, 63 (1): 14-20.

26. BERRY M, MORGAN A, SHAW D E, et al. Pathological features and inhaled corticosteroid response of eosinophilic and non-eosinophilic asthma. Thorax, 2007, 62 (12): 1043-1049.

27. BEUTHER D A, WEISS S T, SUTHERLAND E R. Obesity and asthma. Am J Respir Crit Care Med, 2006, 174 (2): 112-119.

28. LORD G M, MATARESE G, HOWARD J K, et al. Leptin modulates the T-cell immune response and reverses starvation-induced immunosuppression. Nature, 1998, 394 (6696): 897-901.

29. KUMAR R K, WEBB D C, HERBERT C, et al. Interferon-gamma as a possible target in chronic asthma. Inflamm Allergy Drug Targets, 2006, 5 (4): 253-256.

30. ODA N, CANELOS P B, ESSAYAN D M, et al. Interleukin-17F induces pulmonary neutrophilia and amplifies antigen-induced allergic response. Am J Respir Crit Care Med, 2005, 171 (1): 12-18.

31. MCKINLEY L, ALCORN J F, PETERSON A, et al. Th$_{17}$ cells mediate

steroid-resistant airway inflammation and airway hyperresponsiveness in mice. J Immunol, 2008, 181 (6) : 4089-4097.

32. FAHY J V. Type 2 inflammation in asthma—present in most, absent in many. Nat Rev Immunol, 2015, 15 (1) : 57-65.

33. GIBSON P G, YANG I A, UPHAM J W, et al. Effect of azithromycin on asthma exacerbations and quality of life in adults with persistent uncontrolled asthma (AMAZES) : a randomised, double-blind, placebo-controlled trial. Lancet, 2017, 390 (10095) : 659-668.

34. BUSSE W W, HOLGATE S, KERWIN E, et al. Randomized, double-blind, placebo-controlled study of brodalumab, a human anti-IL-17 receptor monoclonal antibody, in moderate to severe asthma. Am J Respir Crit Care Med, 2013, 188 (11) : 1294-1302.

35. WENZEL S E. Asthma phenotypes: the evolution from clinical to molecular approaches. Nat Med, 2012, 18 (5) : 716-725.

36. GOLEVA E, COVAR R, MARTIN R J, et al. Corticosteroid pharmacokinetic abnormalities in overweight and obese corticosteroid resistant asthmatics. J Allergy Clin Immunol Pract, 2016, 4 (2) : 357-360, e2.

37. ZHANG Y, LEUNG D Y M, GOLEVA E. Anti-inflammatory and corticosteroid-enhancing actions of vitamin D in monocytes of patients with steroid-resistant and those with steroid-sensitive asthma. J Allergy Clin Immunol, 2014, 133 (6): 1744-1752, e1.

38. SCHEWITZ-BOWERS L P, LAIT P J P, COPLAND D A, et al.

中国医学临床百家

Glucocorticoid-resistant Th$_{17}$ cells are selectively attenuated by cyclosporine A. Proc Natl Acad Sci USA, 2015, 112 (13): 4080-4085.

39. MILARA J, NAVARRO A, ALMUDÉVER P, et al. Oxidative stress-induced glucocorticoid resistance is prevented by dual PDE3/PDE4 inhibition in human alveolar macrophages. Clin Exp Allergy, 2011, 41 (4): 535-546.

40. SARKAR S, SIDDIQUI A A, MAZUMDER S, et al. Ellagic acid, a dietary polyphenol, inhibits tautomerase activity of human macrophage migration inhibitory factor and its pro-inflammatory responses in human peripheral blood mononuclear cells. J Agric Food Chem, 2015, 63 (20): 4988-4998.

41. MERCADO N, TO Y, KOBAYASHI Y, et al. p38 mitogen-activated protein kinase-γ inhibition by long-acting β$_2$ adrenergic agonists reversed steroid insensitivity in severe asthma. Mol Pharmacol, 2011, 80 (6): 1128-1135.

42. MAES T, JOOS G F, BRUSSELLE G G, et al. Targeting interleukin-4 in asthma: lost in translation?Am J Respir Cell Mol Biol, 2012, 47 (3): 261-270.

43. REDDY D, LITTLE F F. Glucocorticoid-resistant asthma: more than meets the eye. J Asthma, 2013, 50 (10): 1036-1044.

44. CHUNG K F. Targeting the interleukin pathway in the treatment of asthma. Lancet, 2015, 386 (9998): 1086-1096.

45. LAXMANAN B, EGRESSY K, MURGU S D, et al. Advances in Bronchial Thermoplasty. Chest, 2016, 150 (3): 694-704.

46. GUPTA S C, SUNDARAM C, REUTER S, et al. Inhibiting NF-κB

activation by small molecules as a therapeutic strategy. Biochim Biophys Acta，2010，1799（10-12）：775-787.

47. SAID A A，CUSHEN B，COSTELLO R W. Targeting patients with asthma for omalizumab therapy：choosing the right patient to get the best value for money. Ther Adv Chronic Dis，2017，8（2-3）：31-45.

Th$_1$/Th$_2$ 细胞失衡在哮喘发病中的作用

在对哮喘漫长的认识和治疗过程中，人们经历了不同的阶段，在不同的时期曾经提出过各种不同的发病机制失衡学说。

20 世纪 40—60 年代，支气管哮喘被认为是一种自主神经功能失调性疾病，其中以副交感神经功能亢进为主，在此基础上，后来又提出 M$_1$、M$_3$/M$_2$ 失衡，其中主要的问题是支气管平滑肌收缩和舒张，以及支气管黏膜内黏液腺分泌问题。

20 世纪 60—80 年代，受体功能及第二信使平衡问题被提出。环磷酸腺苷（cyclic adenosine monophosphate，cAMP）可使支气管平滑肌松弛、支气管扩张。要维持支气管平滑肌的舒张稳定状态，支气管平滑肌细胞内要有足够量的 cAMP，任何减少 cAMP 含量的因素均可诱发哮喘。环磷鸟嘌呤核苷（cyclic guanosinc monophosphate，cGMP）则使支气管平滑肌收缩，支气管痉挛，当支气管平滑肌细胞内 cGMP 含量增高时则可发生哮喘。肥大细胞内的 cAMP 激活蛋白激酶后可改变细胞膜通透性，抑制肥大细胞脱颗粒，阻止生物活性物质释放，避免哮喘发生。而 cGMP 可增加肥大细胞脱颗粒过程，加速生物活性物质释放，诱发哮喘。另外，cAMP 与 cGMP 在细胞内的浓度存在交互抑制现象。cAMP 增高时，cGMP 减少；cGMP 增高时，cAMP 减少。因此，支气管平滑肌张力和肥大细胞生物活性物质释放是由细胞膜上受体的功能状态和 cAMP/cGMP 平衡所控制的。

此外，组胺 H$_1$、H$_2$ 受体，前列腺素 F$_2$ (prostaglandin F$_2$, PGF$_2$) 受体和前列腺素 E$_2$ (prostaglandin E$_2$, PGE$_2$) 受体在气道中所诱导的反应也是截然相反的。H$_1$ 受体或 PGE$_2$ 受体兴奋时，细胞膜上腺苷酸环化酶 (adenylate cyclase, AC) 活化及 cAMP 增加，支气管扩张。而 H$_2$ 受体或 PGF$_2$ 受体兴奋时，鸟苷酸环化酶 (guanylate cyclase, GC) 及 cGMP 增加，支气管收缩。亦有认为 PGF$_2$ 可以增加细胞膜对钙离子的通透性，从而影响平滑肌的舒缩功能。

20 世纪 90 年代之后，由于免疫学的发展和介入，哮喘发病机制中又提出 Th$_1$ 和 Th$_2$ 分化及失衡学说。

自 20 世纪 90 年代以来，与淋巴细胞相关的哮喘免疫学发病机制研究受到了广泛重视，尤其是 T 淋巴细胞在哮喘发病机制中的作用日益引起人们的关注，其研究已达分子水平。B 淋巴细胞在哮喘中的作用是合成 IgE，而 B 淋巴细胞合成 IgE 的过程自始至终受到 T 淋巴细胞调控。T 淋巴细胞可以分为 T 辅助细胞 (helper T cell, Th) 和 T 抑制细胞 (suppressor T cell, Ts)。1986 年，

Mosmann 根据 Th_0 不同表面标志和功能，又将其分为 Th_1 细胞和 Th_2 细胞两类亚型。Th_0 是一种异质性细胞，其分化为 Th_1 细胞和 Th_2 细胞的过程受到抗原的种类、抗原的数量、抗原提呈细胞的类型、细胞因子的微环境、Th_0 所接受的复合刺激信息、患者的特异性素质和遗传基因的影响。通常情况下，Th_1 细胞释放的细胞因子可以抑制 Th_2 细胞释放的细胞因子，而 Th_2 细胞释放的细胞因子则可以抑制 Th_1 细胞释放的细胞因子。包括哮喘在内的特应症患者体内的 Th_0 细胞在变应原的刺激下易倾向于分化为 Th_2 细胞，而 Th_2 细胞的激活可能是导致哮喘患者气道内以嗜酸性粒细胞为主的炎性细胞趋化和浸润的必需步骤。随着对 Th_2 细胞功能的深入研究和对其释放的各种细胞因子生物学活性的了解，使我们对淋巴细胞在哮喘中的发病机制有了进一步认识。

4. Th_1 细胞和 Th_2 细胞失衡学说是哮喘的主要机制

根据目前的研究水平来看，淋巴细胞活化是哮喘患者免疫功能调节紊乱的主要特征，其中以 T 淋巴细胞（主要是 Th_2 细胞）的改变最重要。根据分泌细胞因子的种类不同，可将 Th_0 细胞分成 Th_1 细胞和 Th_2 细胞。现有研究已经证实参与变应性炎症的细胞因子主要是 Th_2 细胞所分泌的。通常情况下，非变态反应个体的 Th_0 细胞在抗原刺激下可分化为 Th_1 细胞，变态反应个体则分化为 Th$_2$ 细胞。Th$_1$ 细胞主要分泌 IL–2、TNF–β、干扰素 γ（interferon–γ，IFN–γ）等，是Ⅳ型变态反应和细胞免疫中重要效应细胞。而 Th$_2$ 细胞则分泌 IL–4、IL–5、IL–9、IL–10、IL–13 和粒细胞巨噬细胞集落刺激因子（granulocyte–macrophage colony stimulating factor，GM–CSF）等。参与变应性炎症的主要为 Th$_2$ 细胞分泌的细胞因子，包 IL–4、IL–13、IL–5、IL–3、GM–CSF 和趋化性细胞因子等。Th$_1$ 细胞和 Th$_2$ 细胞在数目、活化程度和功能方面的比例失衡是导致哮喘患者气道变应性炎症的主要原因。在哮喘的发生机制中，Th$_0$ 细胞向 Th$_1$ 细胞或 Th$_2$ 细胞分化时受到了多种因素的调节，如抗原的种类、抗原的数量、抗原递呈细胞的种类、局部细胞因子微环境、T 细胞表面接受的刺激信号和遗传因素等。已证实在哮喘患者的 BALF 中，大部分 T 淋巴细胞是 Th$_2$ 细胞，而 Th$_1$ 细胞仅占少数。

5. 淋巴细胞在哮喘免疫功能失调时的特征

有关淋巴细胞在哮喘的免疫功能失调主要表现在以下几个方面。

（1）Th$_2$ 细胞的活性增强

Th$_2$ 细胞的活性增强是哮喘患者免疫失调的典型改变。近年来的研究证实，在哮喘患者发生迟发相哮喘反应时的 BALF 中，Th$_2$ 细胞数目显著增加，同时外周血中 Th$_2$ 细胞数目减少，提示迟发相哮喘反应的发生与外周血中 Th_2 细胞聚集到气道有关。还有研究表明，变应性哮喘患者的 BALF 和气道黏膜中的 Th_2 细胞数目增多、功能增加，表现为可溶性白细胞介素 –2 受体（soluble interleukin–2 receptor，sIL–2R）呈经常性阳性表达，提示 Th_2 细胞经常处于激活状态。同时发现病情越重的哮喘患者，sIL–2R 阳性的 Th_2 细胞越多，提示了 Th_2 细胞的活化程度与哮喘病情严重性呈正相关。

已证实 Th_2 细胞对变应性哮喘的影响是通过其分泌的细胞因子实现的。通过对屋尘螨过敏哮喘患者血 T 细胞的研究表明，哮喘患者的 Th_0 细胞经抗原刺激后主要转化为 Th_2 细胞，可产生 IL–4、IL–5 和 IFN–γ 等细胞因子。同样，对变应性哮喘患者的支气管活组织进行原位杂交技术鉴定发现，IL–4、IL–5 mRNA 表达增加。Th_2 细胞的过度极化导致了 IgE 介导的速发相哮喘反应和以嗜酸性粒细胞浸润为主的迟发相哮喘反应。

Th_2 细胞的活性增强参与哮喘调节的机制是复杂的，主要有以下机制。

- 刺激 B 细胞合成 IgE 增多。
- 直接参与气道炎症反应中嗜酸性粒细胞的调控。
- 促进肥大细胞的分化、增殖和功能的调节。

（2）Th_1 细胞的功能减退

哮喘患者的体内经常存在着 Th_1 细胞的数目减少、功能减退。当哮喘患者体内的 Th$_1$ 细胞数目减少、功能减退时 IFN-γ 减少，使 IL-4/IFN-γ 的比例失衡，导致 B 细胞合成 IgE 增加。

（3）B 细胞表达 CD23 增强

CD23 是分布在 B 淋巴细胞表面的一种分子量为 45 KD 的糖蛋白，其裂解产物 sCD23，具有结合 IgE 的能力，并参与了 IgE 合成的调控，是人体内的 IgE 生成调节中的重要因子。当 B 细胞表达 CD23 增强时，可通过裂解 sCD23 使体内 IgE 合成增多，参与气道变应性炎症的调节。

（4）调节性 T 细胞亚群

近年来的研究发现，CD4$^+$T 细胞除了 Th$_1$ 细胞和 Th$_2$ 细胞外还包括多种调节性 T 细胞亚群，这些调节性 T 细胞亚群在哮喘免疫调节中也具有重要作用。

6. 对 Th$_1$/Th$_2$ 细胞失衡学说的争议

前几年，学者们力图用 Th$_1$/Th$_2$ 细胞失衡学说来解释哮喘发病机制的某些环节，但近年来有许多作者认为 Th$_1$/Th$_2$ 细胞失衡学说不能完美地解释哮喘的全部免疫学机制，认为该学说过度简化了哮喘的免疫过程。这些观点的依据为以下几点。

（1）有关 Th$_2$ 类免疫反应在哮喘发病中占主导地位的理论是 1989 年 Mosmann 和 Coffman 首先提出的。该理论认为发生气道炎症时 Th$_2$ 类细胞功能亢进，而 Th$_1$ 类细胞功能降低，表现为 Th$_2$ 类细胞产生的细胞因子，如 IL-4、IL-5 和 IL-13 增加，而 Th$_1$ 类细胞产生的细胞因子，如 IFN-γ 和 IL-2 减少，导致 Th$_1$/Th$_2$ 细胞在体内失衡，引起哮喘嗜酸性气道炎症和气道反应性升高。依据经典的 Th$_2$ 理论观点，一些研究者尝试利用 IL-5 单抗来对抗 IL-5 在气道炎症中的作用，或通过增加 Th$_1$ 类细胞因子来纠正 Th$_1$/Th$_2$ 细胞失衡，但效果并不理想。

（2）人体内的 T 细胞区分不如小鼠那么明显，刺激人 T 细胞后既可分泌 IL-4，又可分泌 IFN-γ。多数学者根据人 T 细胞分泌的 IFN-γ/IL-4 比值来确定其 T 细胞表型是否足够科学。

（3）近 25 年来，国内哮喘动物实验研究中有 20 余篇文章探讨 Th$_1$/Th$_2$ 细胞失衡问题，力图通过调整 Th$_1$/Th$_2$ 细胞失衡达到治疗哮喘的目的。这些文章涉及的内容十分宽泛，调整 Th$_1$/Th$_2$ 细胞失衡的因素有：抗神经生长因子抗体、B7-1 阻断剂、IL-12、*T-bet* 基因、Hsp70/CD80 嵌合 DNA 疫苗、免疫刺激 DNA 序列、共刺激分子融合蛋白、肥胖与瘦素、香烟烟雾、脂氧素 A$_4$、乳酸菌、孟鲁司特、地塞米松、川芎嗪、甘草酸二铵、雷公藤、牛膝多糖、咪喹莫特、母牛分枝杆菌菌苗、卡介苗多糖核酸。但是，后期均没有充分证据表明上述研究的最终结果能够有效治疗哮喘。

（4）Mosmann 提出哮喘 Th$_2$ 理论时将 CD4 细胞分泌 IFN-γ 的细胞定义为 Th$_1$ 类细胞，而将分泌 IL-4 的细胞定义为 Th$_2$ 类细胞，通过检测细胞培养上清液中的 IFN-γ 和 IL-4 的含量，并以两者的比值说明 Th$_1$/Th$_2$ 类细胞失衡。但这种比值的变化并不能完全反映 Th$_1$、Th$_2$ 类细胞绝对数的变化。单纯观察 IFN-γ 和 IL-4 的比例并不能很好地反映两者绝对水平的变化，而体内炎症反应取决于细胞因子水平绝对值的变化，并非比值的改变。

（5）各个研究从哮喘患者外周血观察到的 IFN-γ 和 IL-4 的改变，仅反映某一个时间点患者体内炎症反应的情况，而不能代表 IFN-γ 和 IL-4 在整个气道炎症过程中的变化趋势，所以单纯从 Th 细胞水平探讨支气管哮喘的发病机制可能有一定的偏差。目前已有许多研究对传统的 Th$_2$ 理论提出异议，认为不能将 Th$_1$ 细胞和 Th$_2$ 细胞的功能对立起来，在哮喘气道炎症进程中，参与炎症的 T 细胞并非始终如一，而是处于动态过程，因此有些人试图通过提高 Th$_1$ 功能增加 IFN-γ 来阻断 Th$_2$ 的治疗方法似乎不尽合理。

（6）近来研究者还发现，并不是所有哮喘患者体内的 IFN-γ 都是降低的，有些研究显示哮喘患者体内 IFN-γ 的水平比正常人高。就其特定个体而言，有些患者是以 IFN-γ 水平增高为主；有些患者则是以 IL-4 水平增高为主；还有一些患者则是两者均有明显升高。实际上这可能仅仅说明在哮喘的不同阶段存在着炎症反应的侧重点不同。

（7）施举红等的研究结果显示，在哮喘的发病过程中，Th$_1$ 类细胞与 Th$_2$ 类细胞均参与气道炎症的形成，在炎症的早期以 Th$_1$ 类细胞分泌的 IFN-γ 为主，而在炎症持续期以 Th$_2$ 类细胞及其分泌的 IL-4 为主，这说明在哮喘气道炎症发展的不同时期，T 细胞分泌 IFN-γ 和 IL-4 的能力不同。施举红等认为，在大鼠哮喘模型发病过程中 IFN-γ 和 IL-4 均参与气道炎症的形成，只是在气道炎症发展到不同时期，T 淋巴细胞分泌 IFN-γ 和 IL-4 的能力不同。可见哮喘气道炎症涉及的可能不仅仅是 Th 细胞，还可能涉及杀伤 T 细胞，甚至其他炎症细胞。许多观察研究都提示，支气管哮喘的免疫类型不能单独以 Th_1/Th_2 细胞失衡学说来解释。其他形式的调节细胞可能参与哮喘的发病与发展。

（8）Hansen 等的研究发现，将体外诱导的 Th_1 细胞移植到卵蛋白致敏的 BALB/c 小鼠和 Th_2 细胞介导的严重联合免疫缺陷小鼠体内，不仅未能缓解小鼠的 AHR 和气道炎症，反而可加重这些小鼠的气道炎症。这些依据提示除了 Th_1/Th_2 细胞失衡学说外，还有许多其他因素参与了哮喘的免疫调节过程。影响 Th_1/Th_2 细胞平衡的因素很多，包括树突状细胞、CD23 分子 112 等在内的细胞因子均可起到重要作用。新近研究表明，转录因子 GATA-3 为 Th_2 细胞特异转录因子，属于锌指蛋白 GATA 家族成员，能促进 IL-4 等 Th_2 型细胞因子基因表达，在 Th_2 细胞分化过程中起到关键作用；T-bet 为 Th_1 细胞特异转录因子，属于转录因子 T 盒家族成员，不仅能促进 IFN-γ 等 Th 型细胞因子表达、诱导 Th_0 细胞向 Th_1 细胞方向分化，还能抑制 Th_0 细胞向 Th_2 细胞方向分化，在维持 Th_1 细胞定向分化中起到重要作用。哮喘患者体内的 GATA 含量异常升高、T-bet 水平则显著降低，如果能够有效阻断 GATA-3/T-bet 失衡进而抑制 Th$_0$ 细胞向 Th$_2$ 细胞方向过度分化，将对改善 Th$_1$/Th$_2$ 细胞失衡有着重要意义。

（9）糖皮质激素是有效的抗感染药物，其可以有效抑制 Th$_1$ 介导的细胞免疫，却对 Th$_2$ 介导的体液免疫无明显影响，甚至会增强 Th$_2$ 反应。这提示不能将哮喘的发病机制简单归纳为 Th$_1$/Th$_2$ 细胞失衡。

郭胤仕等认为，用 Th$_1$/Th$_2$ 细胞失衡来概括哮喘的特征不够全面。他们发现过敏性哮喘患者不仅有 Th$_2$ 反应增强，也存在 Th$_1$ 反应增强的情况。而哮喘患者尽管存在一定程度的 Th$_1$ 反应增强，但 Th$_2$ 反应增强更加明显。哮喘患者接触变应原后，Th$_1$ 反应和 Th$_2$ 反应均有增强，所以用 Th$_1$/Th$_2$ 细胞失衡学说不能满意地解释哮喘的发病机制。研究结果还提示，在分子水平上，哮喘患者单个核细胞中存在 Th$_2$ 优势表达，但不存在 Th$_1$ 反应水平的降低。这些结果提示哮喘患者接受特异性变应原刺激后，不仅 Th$_2$ 反应增强，Th$_1$ 反应也有增强。在转录水平上，同样不能运用 Th$_1$/Th$_2$ 细胞失衡学说满意地解释哮喘的发病机制。

此外，哮喘发病机制中的 Th$_2$ 优势问题值得深入探讨，Th$_2$ 优势并非支气管哮喘独有。王晓栋等的研究结果显示，Th$_1$ 反应和 Th$_2$ 反应均参与系统性红斑狼疮（systemic lupus erythematosus，SLE）的发病。未应用药物治疗的 SLE 患者的 Th$_1$ 细胞水平明显低于正常对照组，Th$_1$ 细胞水平的降低可能与颊部的红斑有关。但是目前对于 SLE 发病中 Th_1/Th_2 细胞平衡的情况有争议：一些研究显示，Th_2 反应在 SLE 发病中起作用。黎萍等的研究结果显示，老年 COPD 患者急性期 IL-4 明显升高，缓解期降低；相反，急性期 IFN-γ 明显降低，缓解期升高。所以认为，老年 COPD 患者急性期存在 Th_1/Th_2 细胞平衡紊乱。慢性阻塞性肺疾病急性加重（acute exacerbation of chronic obstructive pulmonary disease，AECOPD）期间，患者微生物感染激活了 Th_2 细胞增殖分化，抑制 Th_1 细胞的活性，使 Th_1/Th_2 细胞平衡失调。患者外周血中的 IL-4 明显增多，IFN-γ 明显降低；而在 COPD 缓解期，Th_1/Th_2 细胞恢复平衡。唐亚梅等的研究结果显示，毒性弥漫性甲状腺肿患者 Th_1/Th_2 细胞免疫平衡转向以 Th_2 细胞免疫占优势，而桥本氏甲状腺病患者 Th_1/Th_2 细胞平衡偏向于 Th_1 细胞占优势。胥萍等的研究结果显示，肺结核患者也存在 Th_1/Th_2 细胞平衡的改变。初诊的肺结核患者，外周血中 Th_1 水平显著低于健康对照组，而 Th_2 细胞水平显著高于健康对照组。粟粒型肺结核患者外周血中 Th_1 细胞含量显著低于浸润型肺结核患者，而 Th_2 细胞水平显著高于浸润型肺结核。任涛等的研究结果同样证实结核病表现为 Th_1 免疫应答受抑和（或）Th_2 免疫应答亢进。许自川等的研究结果显示，过敏性紫癜患者急性期 Th_1/Th_2 细胞失衡，呈现 Th_2 相对优势，以体液免疫应答为主。郑春燕等的研究结果显示，肺癌患者外周血免疫细胞呈现 Th_2 型免疫反应优势状态。而黄芪对肺癌宿主外周血单个核细胞的

Th$_1$/Th$_2$ 细胞失衡有良好的调节作用。在多数寄生虫感染患者中存在 Th$_1$/Th$_2$ 细胞失衡，感染时表现为 Th$_2$ 优势。慢性移植物抗宿主病表现为 Th$_2$ 优势应答，而急性移植物抗宿主病表现为 Th$_1$ 优势。Yamamura 等的研究发现，基底细胞癌病变部位和 Th$_2$ 细胞反应占优势，而良性肿瘤以 Th$_1$ 细胞反应占优势。胰岛素依赖性糖尿病和脑脊髓炎起病时，以 Th$_1$ 细胞功能活跃为主，而后期则会转换为 Th$_2$ 为主。

参考文献

1. 何广胜，周玲，吴德沛. Th$_1$ 和 Th$_2$ 细胞的分化调节机制. 中华血液学杂志，2005，26（2）：125-128.

2. SINGH S P, GUNDAVARAPU S, PEÑA-PHILIPPIDES J C, et al. Prenatal secondhand cigarette smoke promotes Th$_2$ polarization and impairs goblet cell differentiation and airway mucus formation. J Immunol, 2011, 187（9）：4542-4552.

3. DÍAZ Y R, ROJAS R, VALDERRAMA L, et al. T-bet, GATA-3, and Foxp3 expression and Th$_1$/Th$_2$ cytokine production in the clinical outcome of human infection with Leishmania（Viannia）species. J Infect Dis, 2010, 202（3）：406-415.

4. CHUNG K F, WENZEL S E, BROZEK J L, et al. International ERS/ATS guidelines on definition, evaluation and treatment of severe asthma. Eur Respir J, 2014, 43（2）：343-373.

5. JATAKANON A, LIM S, KHARITONOV S A, et al. Correlation between

exhaled nitric oxide, sputum eosinophils, and methacholine responsiveness in patients with mild asthma. Thorax, 1998, 53 (2): 91-95.

6. GREEN B J, WIRIYACHAIPORN S, GRAINGE C, et al. Potentially pathogenic airway bacteria and neutrophilic inflammation in treatment resistant severe asthma. PLoS One, 2014, 9 (6): e100645.

7. KATZ L E, GLEICH G J, HARTLEY B F, et al. Blood eosinophil count is a useful biomarker to identify patients with severe eosinophilic asthma. Ann Am Thorac Soc, 2014, 11 (4): 531-536.

8. STOKES J R, CASALE T B. Characterization of asthma endotypes: implications for therapy. Ann Allergy Asthma Immunol, 2016, 117 (2): 121-125.

9. WENZEL S E. Asthma phenotypes: the evolution from clinical to molecular approaches. Nat Med, 2012, 18 (5): 716-725.

10. CASALE T B. Biologics and biomarkers for asthma, urticaria, and nasal polyposis. J Allergy Clin Immunol, 2017, 139 (5): 1411-1421.

11. ZHANG Z H, MYERS J M B, BRANDT E B, et al. β-Glucan exacerbates allergic asthma independent of fungal sensitization and promotes steroid-resistant Th_2/Th_{17} responses. J Allergy Clin Immunol, 2017, 139 (1): 54-65, e8.

12. 施焕中，林江涛. 肺脏免疫学及免疫相关性疾病. 北京：人民卫生出版社，2006：549-554.

13. 曹足，潘频华，谭洪毅，等. 抗神经生长因子抗体对支气管哮喘小鼠肺组织自噬水平的影响. 中华结核和呼吸杂志，2014，37 (7)：507-511.

14. 季伟，陈煦艳，胡玉敏，等. B7-1 阻断剂对实验性小鼠支气管哮喘的治疗作用.中华结核和呼吸杂志,2006,29(11):779-780.

15. 修清玉,陈吉泉,陈海兵,等.白细胞介素 -12 重组腺病毒气道内应用对哮喘豚鼠治疗作用的研究.中华结核和呼吸杂志,2001,24(5):298-301.

16. 陈欣,林江涛,周童亮,等.雾化吸入白细胞介素 -12 对小鼠哮喘模型气道炎症和辅助 T 细胞亚群的影响.中华内科杂志,2002,41(5):313-316.

17. 李和权,邵传森,谢强敏.鼠白细胞介素 -12 质粒对小鼠支气管哮喘模型气道炎症及细胞因子的影响.中华结核和呼吸杂志,2003,26(6):354-357.

18. 刘国梁,施举红,林耀广,等.T-bet 基因修饰树突细胞对哮喘模型小鼠气道炎症的阻抑和逆转作用.中华医学杂志,2009,89(8):519-523.

19. 杨沫毅,李金秀,刘绍坤,等.T-bet 对支气管哮喘小鼠 Th$_{17}$ 细胞增殖和致炎机能的影响.中华结核和呼吸杂志,2010,33(9):704-705.

20. 李建国,胡晓文,檀卫平,等.γ干扰素质粒基因转染对支气管哮喘小鼠气道炎症的影响.中华结核和呼吸杂志,2005,28(8):530-533.

21. 陈彬,高占成.γ干扰素转基因表达对过敏小鼠模型的治疗作用及其机制研究.中华结核和呼吸杂志,2005,28(5):315-319.

22. 成争艳,史小玲,何光彤,等.热休克蛋白 70/CD_(80)嵌合疫苗对支气管哮喘小鼠的影响.中华结核和呼吸杂志,2009,32(9):716-717.

23. 金美玲,蔡映云,袁正宏,等.免疫刺激 DNA 序列与过敏原联用对哮喘小鼠模型气道过敏性炎症的作用.中华结核和呼吸杂志,2002,25(9):542-545.

24. 王健,张军,龙宪连,等.重组可诱导共刺激分子融合蛋白治疗过敏性支气管哮喘小鼠的实验研究.中华结核和呼吸杂志,2005,28(6):398-402.

25. 曹娟,陈建辉,朱述阳.瘦素对支气管哮喘大鼠气道炎症及 Th$_1$/Th$_2$ 细胞因子表达作用的影响. 中华结核和呼吸杂志，2009，32（3）：171-176.

26. 曹雯，杜永成，李毅，等. 烟雾暴露对支气管哮喘大鼠 CCR7 和 Th_1/Th_2 细胞因子表达的影响. 中华医学杂志，2018，98（28）：2264-2268.

27. 蒋毅，杜永成，许建英. 香烟烟雾暴露对支气管哮喘大鼠 $CD4^+ CD25^+$ 调节性 T 细胞及转录因子 Foxp3 表达的影响. 中华结核和呼吸杂志，2010，33（8）：582-586.

28. 吴升华，殷佩玲，张永梅，等. 吸入脂氧素 A_4 对支气管哮喘小鼠气道炎症调节 Th_1/Th_2 失衡的影响. 中华结核和呼吸杂志，2009，32（5）：386-387.

29. 杨光，庞庆丰，吴长毅，等. 乳酸菌表达的白细胞介素 -12 对支气管哮喘小鼠的免疫调节. 中华结核和呼吸杂志，2006，29（5）：349-350.

30. 冼乐武，梁宗安，刘春涛. 支气管哮喘大鼠单个核细胞 Th_1/Th_2 的变化及孟鲁司特的干预作用. 中华结核和呼吸杂志，2003，26（5）：312-313.

31. 熊亮，陶晓南，白明，等. 川芎嗪与地塞米松对支气管哮喘大鼠 GATA 结合蛋白 3/ 淋巴细胞 T 盒的作用. 中华结核和呼吸杂志，2007，30（12）：953-954.

32. 宋丽君，王朝霞，迟宝荣，等. 甘草酸二铵对支气管哮喘辅助 T 细胞 1/2 偏移调节作用的实验研究. 中华医学杂志，2007，87（40）：2865-2867.

33. 孙洪涛，林江涛，王群，等. 哮喘大鼠淋巴细胞亚群失衡以及糖皮质激素和雷公藤对其影响. 中华医学杂志，2000，80（4）：317-318.

34. 李昌崇，胡晓光，陈小芳，等. 牛膝多糖对幼年哮喘大鼠模型气道炎症的影响. 中华结核和呼吸杂志，2003，26（10）：644-645.

35. 金淑贤，殷凯生，卞涛，等. 咪喹莫特对支气管哮喘小鼠 Th_2 型细胞趋化因子表达的影响. 中华结核和呼吸杂志，2006，29（3）：205-207.

36. 吴巧珍，殷凯生，王祥. 咪喹莫特对支气管哮喘大鼠辅助性 T 淋巴细胞亚群的作用. 中华结核和呼吸杂志，2004，27（5）：355-357.

37. 王晓栋，黎莉，沈南，等. Th₁/Th₂ 失衡在初发系统性红斑狼疮患者中的研究. 中华风湿病学杂志，2002，6（5）：316-319.

38. 丁黎萍，李莉佳，高奇，等. 老年 COPD 患者 Th₁/Th₂ 变化及临床意义. 贵州医药，2003，27（3）：219-220.

39. 唐亚梅，陈志衡，唐爱国. Th₁/Th₂ 型细胞因子失衡与自身免疫性甲状腺疾病的关系研究. 中国医师杂志，2005，7（7）：876-878.

40. 胥萍，施美华，费晓峰，等. 肺结核患者外周血中 Th 细胞极化偏移及临床意义分析. 中国免疫学杂志，2010，26（2）：178-181，185.

41. 许自川，曾雪琪，党西强，等. Th₁/Th₂ 迁移与紫癜性肾炎的研究进展. 国际病理科学与临床杂志，2007，27（1）：64-67.

42. 郑春燕，肖伟. 肺癌患者外周血单个核细胞 Th₁/Th₂ 反应状态及黄芪的调节作用. 中国免疫学杂志，2002，18（7）：502-504.

43. 秦卫兵. Th₁ 和 Th₂ 细胞在体内的分化. 国外医学：免疫学分册，2002，25（1）：42-46.

支气管哮喘表型的研究

哮喘发病机制复杂多样，临床表现各不相同，治疗效果和预后又因人而异，表现出明显的异质性。2009 年，GINA 第一次提出"表型"这一概念，并提出基于表型的分类将有助于哮喘的治疗和疾病预后的判断。哮喘的表型即描述临床特征和对治疗的反应，与临床表现、触发因素、治疗反应相关。哮喘是一种临床表现复杂多样的异质性疾病，哮喘表型的研究对于明确发病机制、确定治疗方案和预测预后均具有很大影响。

目前哮喘表型研究主要集中在临床、炎症和内在表型三种分类方法。

7. 哮喘的临床表型分型

哮喘的临床分型最早是 Haldar 等学者在 2008 年采用数学模型，运用聚类分析法来进行分类的。Haldar 团队根据哮喘患者的多项指标，如年龄、性别、发病年龄、体质指数、症状特点、诱导痰、肺功能等临床资料，力求提供一个关于哮喘的多维、与临床症状一致的亚群分类，用于鉴别不同病理生理异常，预测特定治疗方法的表型分型模式，最后将轻中度哮喘组分为3种表型——早发性特应性哮喘、肥胖性嗜酸性粒细胞性哮喘和良性哮喘；将难治性哮喘分为4种表型——早发性特应性哮喘、肥胖迟发性非嗜酸性粒细胞性哮喘、早发性症状为主型哮喘和炎症为主型哮喘。但这些分型方式相互重叠、交叉较多，应用到临床相对困难（图1）。2010年，Moore团队再次应用聚类分析法对哮喘表型进行研究，纳入726例哮喘患者，通过数据处理，从628个变量中筛选出34个核心变量，最后提出5个亚型：轻度特应性哮喘、轻中度特应性哮喘、晚发性非特应性哮喘、重度早发特应性哮喘和伴有固定气流阻塞的早发重度哮喘。很显然，这种分型仍然没有全面涵盖和揭示哮喘病因、发病机制、临床表现、实验室检查的内容和特点。

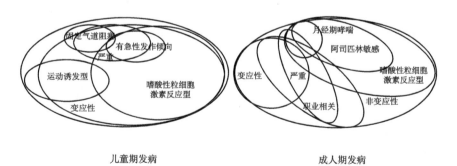

图1 支气管哮喘的表型研究

8. 哮喘的气道炎症表型

Wenzel 等学者发现哮喘的发病过程系由多种炎症反应模式参与，这与哮喘临床表现的异质性特点有很大关系，于是 Wenzel 等学者提出的哮喘表型分型是：经典嗜酸性粒细胞性哮喘和非嗜酸性粒细胞性哮喘（几乎没有或少有嗜酸性粒细胞）。同时该研究发现，在非嗜酸性粒细胞型哮喘患者中支气管基底膜增厚不明显，但急性发作频率高，FEV_1/FVC 较经典型低。粒细胞炎症是哮喘气道炎症的重要组成部分，哮喘炎症分型应当主要取决于哮喘患者气道浸润的粒细胞类型。随着诱导痰细胞分类这一气道炎症检查手段的不断发展和成熟，根据诱导痰细胞分类计数对哮喘炎症表型进行分型逐渐得到了多数学者的认可。2006 年，Simpson 等将哮喘分成以下 4 型：嗜酸性粒细胞性哮喘（嗜酸性粒细胞＞ 1.01%）、中性粒细胞性哮喘（中性粒细胞＞ 61%）、少粒细胞性哮喘（嗜酸性粒细胞＜ 1.01%，中性粒细胞＜ 61%）、混合性粒细胞性哮喘（嗜酸性粒细胞＞ 1.01%，中性粒细胞＞ 61%），并统计出这 4 种类型哮喘所占的比例分别为 40.9%、20.4%、31.2% 和 7.5%。研究发现，这 4 种不同炎症表型的哮喘患者表现出的临床特征不同。后来 Haldar 等学者归纳了 4 种炎症表型的临床特征：嗜酸性粒细胞性哮喘即典型哮喘，常伴有特应性疾病，持续高嗜酸性粒细胞浸润可能提示激素治疗不充分；中性粒细胞性哮喘常提示并发急性感染（如病毒、细菌），慢性感染（如衣原体、腺病毒），吸烟，环境污染，肥胖等；少粒细胞性哮喘多见于控制良好或间歇性发作的哮喘，混合性粒细胞性哮喘多见于严重哮喘发作和难治性哮喘。

尽管嗜酸性粒细胞性气道炎症并不能代表全部哮喘，气道炎症表型研究仍将对哮喘的临床治疗提供有益的指导。但令人感到遗憾的是，这些优势目前尚未在哮喘的阶梯疗法中体现出来。

9. 哮喘内在表型或分子分型

无论是"临床表型"还是"炎症表型"的分型方法，均与哮喘患者的病史、临床特征、触发因素和治疗反应等存在关联，却与哮喘的发病机制关系不大，基于这一点，澳大利亚学者 Anderson 教授于 2008 年首次提出通过分子机制或治疗反应对哮喘表型进行分类。哮喘的临床表型代表了临床表现的多样性，而内在表型则从发病机制层面上反映疾病的本质。

2011 年，Votvall 等学者基于哮喘患者的临床特征、生物标志物、肺部生理功能、基因、组织病理学、流行病学和治疗反应 7 项参数提出 6 种表型。2012 年，Wenzel 进一步将哮喘分为高 Th_2 相关性哮喘和低 Th_2 相关性哮喘两大类。高 Th_2 相关性哮喘具有特应性、过敏反应、嗜酸性粒细胞性炎症反应等特点，早发性过敏性 Th_2 哮喘、晚发性嗜酸性粒细胞性哮喘和运动诱发性哮喘均属于该类哮喘。这 3 类哮喘在发病机制上具有同质性，

即 Th_2 相关基因的转录和表达是哮喘发病的重要原因。高 Th_2 相关性哮喘的临床特点和对药物治疗的反应也不尽相同，可能与遗传、种族因素有关。早发性过敏性哮喘对糖皮质激素、抗 IL-13 抗体、抗 IgE 抗体等有反应。而晚发性嗜酸性粒细胞性哮喘可能对白三烯调节剂有反应，对糖皮质激素抵抗。临床上约 50% 的低 Th_2 相关性哮喘对激素治疗不敏感，无过敏史、轻到重度晚发性、中性粒细胞性、肥胖相关性、吸烟相关性和寡细胞性哮喘均属于低 Th_2 相关性哮喘。中性粒细胞性哮喘对大环内酯类抗生素、CXCR 受体拮抗剂有反应，低 Th_2 相关性哮喘发病机制更为复杂，且缺乏明确、有效的生物标志物。

内在表型不仅有助于研究疾病与基因、生物标志物之间的关联，还能预测新的治疗靶点和开发特异性治疗方法，但由于目前有关哮喘发病机制方面的研究尚不够深入和全面，也就限制了哮喘内在表型的发展和完善。此外，Th_1/Th_2 细胞失衡、Th_2 优势并非哮喘所特有，笔者在前文已有详述。

哮喘的临床表型、炎症表型和内在表型之间相互交叉，相互重叠。临床表型的分型是基于患者的特应性、症状、嗜酸性粒细胞、肺功能（峰流速变异率）、性别等指标，应用数学模型通过聚类分析法得到；炎症表型是基于诱导痰细胞学分型得出的；内在表型是基于哮喘患者的临床表现、临床特征、生物标志物、肺部生理功能、基因、组织病理学、流行病学和治疗反应等参数提出。目前对于哮喘表型和气道炎症的实验室检查手段仍处于发展、完善阶段，但可以肯定的是，表型研究将有助于哮喘的诊断和治疗。作为气道炎症检测方法的诱导痰细胞学分析、FeNO 等检测方法，将为哮喘患者制定更为有效的个体化治疗方案提供可靠、有效的依据。

参考文献

1. Global Initiative for Asthma. Global Strategy for Asthma Management and Prevention. 2015.

2. HALDAR P, PAVORD I D, SHAW D E, et al. Cluster analysis and clinical asthma phenotypes. Am J Respir Crit Care Med，2008，178（3）：218-224.

3. Global Initiative for Asthma. Global Strategy for Asthma Management and Prevention. 2009.

4. JAIN A K, DUBES R C. Algorithms for Clustering Data. Prentice-Hall Advanced Reference Series. 1988.

5. MOORE W C, MEYERS D A, WENZEL S E, et al. Identification of asthma phenotypes using cluster analysis in the Severe Asthma Research Program. Am J Respir Crit Care Med，2010，181（4）：315-323.

6. WENZEL S E. Asthma：defining of the persistent adult phenotypes. Lancet，2006，368（9537）：804-813.

7. GIBSON P G. Inflammatory phenotypes in adult asthma：clinical applications. Clin Respir J，2009，3（4）：198-206.

中国医学临床百家

8. SIMPSON J L, SCOTT R, BOYLE M J, et al. Inflammatory subtypes in asthma: assessment and identification using induced sputum. Respirology, 2006, 11 (1): 54-61.

9. HALDAR P, PAVORD I D. Noneosinophilic asthma: a distinct clinical and pathologic phenotype. J Allergy Clin Immunol, 2007, 119 (5): 1043-1052, quiz 1053-1054.

10. ANDERSON G P. Endotyping asthma: new insights into key pathogenic mechanisms in a complex, heterogeneous disease. Lancet, 2008, 372 (9643): 1107-1119.

11. CANONICA G W, FERRANDO M, BAIARDINI I, et al. Asthma: personalized and precision medicine. Curr Opin Allergy Clin Immunol, 2018, 18 (1): 51-58.

12. CHUNG K F, ADCOCK I M. Clinical phenotypes of asthma should link up with disease mechanisms. Curr Opin Allergy Clin Immunol, 2015, 15 (1): 56-62.

13. AGACHE I O. Endotype driven treatment of asthma. Current Treatment Options in Allergy, 2014, 1 (2): 198-212.

14. LÖTVALL J, AKDIS C A, BACHARIER L B, et al. Asthma endotypes: a new approach to classification of disease entities within the asthma syndrome. J Allergy Clin Immunol, 2011, 127 (2): 355-360.

15. WENZEL S E. Asthma phenotypes: the evolution from clinical to molecular approaches. Nature Medicine, 2012, 18 (5): 716–725.

16. JIA G, ERICKSON R W, CHOY D F, et al. Periostin is a systemic biomarker

of eosinophilic airway inflammation in asthmatic patients. J Allergy Clin Immunol, 2012, 130 (3) : 647-654, e10.

17. DENTE F L, BACCI E, VAGAGGINI B, et al. Cytokines in induced sputum: a role for the ratio of IL-6/IL-13 in the differentiation of asthma and chronic obstructive pulmonary disease?Respiration, 2012, 84 (2) : 98-100.

18. LEIRIA L O S, MARTINS M A, SAAD M J A. Obesity and asthma: beyond T (H) $_2$ inflammation. Metabolism, 2015, 64 (2) : 172-181.

19. BOUSQUET J, WENZEL S, HOLGATE S, et al. Predicting response to omalizumab, an anti-IgE antibody, in patients with allergic asthma. Chest, 2004, 125 (4) : 1378-1386.

20. BUSSE W W, RING J, HUSS-MARP J, et al. A review of treatment with mepolizumab, an anti-IL-5 mAb, in hypereosinophilic syndromes and asthma. J Allergy Clin Immunol, 2010, 125 (4) : 803-813.

21. IRWIN R S, BAUMANN M H, BOLSER D C, et al. Diagnosis and management of cough executive summary: ACCP evidence-based clinical practice guidelines. Chest, 2006, 129 (1 Suppl) : 1S-23S.

22. GURSKI R R, ROSA A R P D, VALLE E D, et al. Extraesophageal manifestations of gastroesophageal reflux disease. J Bras Pneumol, 2006, 32 (2) : 150-160.

23. MANEECHOTESUWAN K, ESSILFIE-QUAYE S, KHARITONOV S A, et al. Loss of control of asthma following inhaled corticosteroid withdrawal is associated with increased sputum interleukin-8 and neutrophils. Chest, 2007, 132 (1) : 98-105.

中国医学临床百家

24. JAYARAM L, PIZZICHINI M M, COOK R J, et al. Determining asthma treatment by monitoring sputum cell counts: effect on exacerbations. Eur Respir J, 2006, 27 (3): 483-494.

25. 曹文利, 孙永昌, 姚婉贞. 根据支气管哮喘患者痰嗜酸性粒细胞计数调整糖皮质激素剂量的临床意义. 中华结核和呼吸杂志, 2007, 30 (5): 334-338.

26. MITSUYAMA H, MATSUYAMA W, IWAKAWA J, et al. Increased serum vascular endothelial growth factor level in Churg-Strauss syndrome. Chest, 2006, 129 (2): 407-411.

27. YOO Y, CHOI I S, BYEON J H, et al. Relationships of methacholine and adenosine monophosphate responsiveness with serum vascular endothelial growth factor in children with asthma. Ann Allergy Asthma Immunol, 2010, 104 (1): 36-41.

28. ABDEL-RAHMAN A M O, EL-SAHRIGY S A F, BAKR S I. A comparative study of two angiogenic factors: vascular endothelial growth factor and angiogenin in induced sputum from asthmatic children in acute attack. Chest, 2006, 129 (2): 266-271.

29. TAYLOR D R, PAVORD I D. Biomarkers in the assessment and management of airways diseases. Postgrad Med J, 2008, 84 (998): 628-634, quiz 633.

30. DWEIK R A, BOGGS P B, ERZURUM S C, et al. An official ATS clinical practice guideline: interpretation of exhaled nitric oxide levels (FENO) for clinical applications. Am J Respir Crit Care Med, 2011, 184 (5): 602-615.

31. EKROOS H, KARJALAINEN J, SARNA S, et al. Short-term variability of exhaled nitric oxide in young male patients with mild asthma and in healthy subjects.

Respir Med, 2002, 96 (11) : 895-900.

32. DUPONT L J, DEMEDTS M G, VERLEDEN G M. Prospective evaluation of the validity of exhaled nitric oxide for the diagnosis of asthma. Chest, 2003, 123 (3) : 751-756.

33. SMITH C M, HAWKSWORTH R J, THIEN F C, et al. Urinary leukotriene E_4 in bronchial asthma. Eur Respir J, 1992, 5 (6) : 693-699.

34. DELGADO-CORCORAN C, KISSOON N, MURPHY S P, et al. Exhaled nitric oxide reflects asthma severity and asthma control. Pediatr Crit Care Med, 2004, 5 (1) : 48-52.

35. EKROOS H, TUOMINEN J, SOVIJÄRVI A R. Exhaled nitric oxide and its long-term variation in healthy non-smoking subjects. Clin Physiol, 2000, 20 (6) : 434-439.

36. EKROOS H, KARJALAINEN J, SARNA S, et al. Short-term variability of exhaled nitric oxide in young male patients with mild asthma and in healthy subjects. Respir Med, 2002, 96 (11) : 895-900.

哮喘气道重塑研究与治疗中面临的各种挑战

1989 年，Holgate 首次关注哮喘患者上皮下基底膜重塑问题，并提出这可能是由于气道上皮受损，上皮细胞间链接丧失，上皮下肌层纤维细胞活化分泌修复型胶原所致。

10. 气道重塑是支气管哮喘重要的病理改变

支气管哮喘的 3 个主要病理改变是气道炎症、平滑肌功能紊乱和气道重塑，气道重塑与哮喘的不良临床转归相关。气道重塑是固定性的气流受限、肺功能受损的病理基础，进而导致劳动力丧失，增加社会医疗负担。因此，揭示哮喘气道重塑的发生、发展机制，寻找治疗靶位，以期早期阻断，甚至逆转其病理过程，是改善哮喘预后的关键，也是目前哮喘研究中的热点和难点。

（1）气道重塑的概念

支气管哮喘气道重塑是指哮喘发病过程中发生的大、小气道的结构改变。气道结构改变包括上皮下纤维化、上皮结构改变、平滑肌增生、新生血管生成、黏液腺肥大、气道水肿和黏液高分泌。这些改变导致气道壁增厚、气道狭窄和 AHR。早期诊断和预防气道重塑可以降低疾病的严重程度，有利于改善哮喘防控和预防疾病进展。

气道重塑是一把双刃剑，既可以发生在正常的生长发育或修复过程中，如肺的发育、老化或气道肺组织损伤后的及时修复（以恢复组织的正常结构）；也可以介导病理过程，如慢性损伤或炎症的刺激，可导致气道重塑发生，进而使气道的结构和功能发生变化。而哮喘患者气道重塑中的种种观点认为，气道重塑来源于气道炎症，是由于变应原、其他环境危害因素或机械应力等导致的气道炎症所介导的。

很多证据表明气道炎症参与了气道重塑的发生，近年来提出了气道重塑形成的第二种学说，即气道重塑平行于气道炎症。该观点认为气道重塑与气道炎症可平行发展，气道重塑的形成可不依赖于炎症的发生，两者并不总是具有相关性。结构细胞的变化同时也可以影响炎症和气道重塑等其他相关内容的表达。因此，气道重塑是一个由多成分参与、对气道功能产生不同作用的复杂的病理生理学过程，其机制仍需要进一步的探索。而通过对组织进行体外培养，发现上皮细胞屏障功能的破坏可以不依赖于气道炎症而独立存在。相反，上述的气道上皮屏障破坏可加重外界环境刺激的作用，如变应原、污染物、微生物所致的气道炎症。

支持该学说的研究认为慢性持续性哮喘的形成可能由两个平行的必备条件构成：①气道重塑，表现为气道结构功能改变；②维持慢性气道炎症的微环境。这两种病理改变都是由同样的潜在因素控制，是相对独立进展的病理过程。因此，发现、抑制、消除气道重塑是亟待解决的临床问题。

（2）目前哮喘药物治疗对气道重塑的作用

吸入糖皮质激素可以使纤毛上皮细胞增加，上皮可以得到部分修复，有助于恢复上皮细胞的完整性，抑制血管生成及细胞外基质的沉积。

乙酰胆碱也被认为是气道重塑发生的一个重要因子，在小鼠和豚鼠模型中已证实抗胆碱能药物可完全抑制变应原诱导的黏液腺肥大及部分抑制杯状细胞、黏蛋白 MUC5AC 的表达，同时还可减少杯状细胞化生。白三烯受体拮抗剂和抗胆碱能药物可以抑制气道重塑的某些表现，如杯状细胞增生、平滑肌增厚、气道纤维化。

奥马珠单抗是一种重组的人源化 IgG_1 的单克隆抗体，其可以与游离 IgE 的 Fc 片段结合，以阻止 Fc 片段与 Fcε 受体的识别结合。阻断涉及上皮细胞的一系列炎症反应，导致细胞因子释放减少。应用奥马珠单抗可以减少基底膜的厚度，同时还可减少与纤维化和气道炎症相关蛋白，包括骨膜蛋白、角蛋白、泌乳素 –3 等。

抗 IL–5 抗体可阻断 IL–5 的作用，用于治疗哮喘可使气道嗜酸性粒细胞的数量减少。有研究发现，美泊利单抗可以改善哮喘气道重塑，减少网状基底膜中细胞黏合素、基膜聚糖和原骨胶原 – Ⅲ 的表达。酪氨酸酶抑制剂和某些细胞因子单抗（抗 IL–5、IL–13、TNF–α 单抗）在发挥抗感染作用同时，也可调节气道重塑，抗 IL–5 单抗可以通过减少气道壁内蛋白聚糖的表达，潜在地影响气道重塑的程度。

BT 可以显著降低气道平滑肌的厚度。

（3）应将气道重塑机制和治疗靶点作为今后研究的重点

气道重塑是指阻塞性气道疾病，尤其是哮喘中多种气道结构细胞和组织发生改变的过程。气道壁增厚、上皮下纤维化、上皮增生伴黏液化生、气道平滑肌增生和肥大、肌成纤维细胞分化和炎症细胞浸润等众多特征性改变给气道重塑的研究增加了困难。

气道上皮在哮喘免疫应答的启动和维持中起到重要作用，随着上皮层增厚、黏液上皮化生和上皮下纤维化，气道上皮组织成为气道重塑的关键部分。平滑肌细胞增生和肥大导致气道壁增厚和 AHR。平滑肌细胞和成纤维细胞是细胞外基质（extracellular matrix，ECM）的重要来源，同时还能分泌生长因子和细胞因子，促进炎症和重塑。越来越多的学者认识到血管生成也是气道重塑的重要方面，突显了血管生成因子、气道与脉管系统的相互作用。各种重塑相关的细胞可能成为治疗气道重塑的靶点，同时也应作为评估、控制气道重塑疗效的指标。

气道壁增厚的临床转归尚不清楚，这已成为哮喘气道重塑研究的重要障碍。目前认为气道壁厚度、哮喘严重程度和 AHR 密切相关。在非致死性哮喘中，小、中等气道壁增厚，而致死性哮喘主要是膜性大气道壁的改变。模型和影像学分析证实气道内壁增厚使气道收缩时管腔更狭窄，进而导致 AHR，外壁增厚则可能改变气道的束缚力，促进气道的塌陷。因此，气道壁增厚的细胞机制也是气道重塑研究的重要内容。

上皮组织在气道重塑中的作用很大，上皮化生和黏液过度分泌会形成黏液栓，阻塞支气管腔，导致管腔直径改变。黏液异常分泌会改变气道内气、液表面张力，进一步导致管腔狭窄。粘连蛋白胶原和 MMP 等 ECM 在上皮下聚集，导致上皮下纤维化。在 AHR 和哮喘症状出现之前，哮喘患者肺脏发育过程中上皮下纤维化就已经存在。这些证据提示上皮下纤维化可能作为气道重塑和肺功能下降的危险因素。此外，增生的气道平滑肌细胞、肌成纤维细胞也可能与 AHR 有关，但具体机制尚不明确。

儿童哮喘研究发现气道重塑在哮喘早期即可出现，患儿就诊时已经存在气道重塑，无法早期或连续获取支气管组织标本，所以目前了解到的关于气道重塑的始动因素主要是依据动物实验或原代细胞实验的数据。急、慢性气道炎症是影响气道重塑的混杂因素，因为炎症同样会影响重塑相关的细胞。气道结构细胞的免疫调节能力又会促进炎症介质的释放增多。但有研究发现，气道炎症与 AHR 之间没有明显的相关性，因此气道重塑可能是哮喘发病的独立因素。目前的哮喘治疗措施对气道重塑几乎没有效果。尽管 BT 可以减轻局部气道重塑的情况，但仍然缺乏整体的治疗效应。目前亟待解决的问题是气道重塑的主要机制是什么，以及如何从机制中发现治疗靶点来减轻气道结构和功能的异常。

尽管对气道重塑重要性的认识不断提高，临床和研究尚缺少直接针对气道重塑的治疗方案，没有临床证据显示目前的哮喘药物可以防止或延缓气道重塑的进程。很多文献指出，气道重塑是进行性的。我们认为哮喘的难治性和肺功能难以改善都可能是哮喘气道重塑导致固定性气流受限的结果。即使是控制良好的哮喘患者都会有进行性的肺功能损害和气道阻力增加。气道重塑会降低目前的哮喘药物调节气道阻力和改善气流受限的效果，我们需要寻找以气道重塑为靶向的哮喘早期干预方法。

（4）气道重塑研究面临的问题

①对于最重要的气道重塑特征还缺乏共识

多种气道细胞形态学和功能的改变，ECM、炎性介质和血管生成因子共同作用导致气道重塑，目前大多数气道重塑的研究集中于平滑肌增生、基底膜增厚、胶原沉积和黏液腺肥大。而且多数研究都只是简单描述与人类哮喘或动物哮喘模型中气道重塑相关的改变，仅有小部分研究试图揭示气道重塑的影响因素。目前认为气道重塑会导致 AHR、气道阻力增高、炎症加重。但这些都是依据相关性分析数据，缺乏直接的证据。

②基础研究方法的限制

A. 缺乏相关的实验动物模型。

B. 气道重塑纵向和缓慢发展。

C. 难以评估和准确测量气道重塑情况。

D. 缺少识别、量化气道重塑所需敏感性和特异性的技术。

③动物模型系统

目前最常用的是小鼠模型存在明显的局限性，并且对小鼠哮喘特征的评估也存在困难。短周期、高强度的变应原致敏、刺激的方法构建的小鼠模型，能够观察到气道重塑的某些改变。尽管这种短周期的造模方法可以节约成本，但这种模型无法复制长期、间断刺激导致的人类气道重塑的特性。小鼠与人体的气道结构的差异会影响到促进气道重塑的物理因素和局部炎症因子的反应。

体型大的动物模型更适宜观察形态学的变化，但这类模型中仍然存在许多相同的问题，而且体型越大的动物研究成本越高。

④气道重塑研究技术的限制

A. 缺乏标准化的基础实验和技术设计，除了物种差异外，给药的方式、强度、持续时间、评估技术和实际检查的指标在研究中亦不相同。

B. 人类气道重塑缓慢发展的特性，限制了其他物种短期建模方案的实施。

C. 纵向分析气道重塑的诱因、发展持续和进展缺乏可行性，主要原因是缺乏可行的非侵入性评估工具。

D. 大部分评估气道重塑的技术或工具缺乏准确性和敏感性。例如，痰上清液或外周血纤维细胞中基质金属蛋白酶抑制剂（tissue inhibitor of metalloproteinase，TIMP）与 MMP-9 的比值（TIMP/MMP-9），骨膜蛋白水平测定，运用高分辨率 CT（high resolution CT，HRCT）测定气道壁厚度、气道壁百分比，内镜下光学相干断层成像技术。

E. 缺乏反映气道重塑的生物标志物。

F. 对于可能的抗重塑干预，很难进行人体试验。

⑤机制与药物研究难以取得成果

3D-BT 是一种新型治疗手段，可以减少局部气道平滑肌紊乱、改善哮喘症状，但缺乏其对减轻气道重塑的系统性研究。

（5）气道重塑研究需要优先解决的问题

①气道重塑的定义、观测指标达成共识，建立平台以探索气道重塑的诱因、维持和进展的机制。

②探索气道重塑的生物标志物或非实验室指标。

③明确气道重塑中哪些特点会导致哮喘症状加重，开发以控

制气道重塑为重点的药物。

④利用遗传、表型、标志物识别高风险人群。

⑤阻碍气道重塑药物的研发和准入。

⑥经济和监管问题。目前任何符合现行监管指标的药物都没有评估其抗气道重塑的潜力，而美国食品药品监督管理局拒绝加入新的哮喘干预监管指标。

（6）气道重塑相关的研究进展

国内新近研究认为，重组人卵泡抑素样蛋白-1（recombinant human follistatin-like protein-1，FSTL-1）可以作为反映气道重塑的生物标志物，并在细胞和动物实验中探讨了 FSTL-1 促进气道重塑的机制。在敲除了 *FSTL-1* 基因小鼠的哮喘模型中发现重塑程度较对照组减轻，气道上皮自噬小体明显减少，并且通过细胞实验证实 FSTL-1 能够促进上皮细胞发生自噬和上皮间质转化（epithelial-mesenchymal transition，EMT），抑制自噬能够减轻 FSTL-1 促进 EMT 的作用。由此得出结论，FSTL-1 能够促进气道上皮细胞发生自噬，诱导 EMT，进而导致气道重塑。

参考文献

1. ROCHE W R, BEASLEY R, WILLIAMS J H, et al. Subepithelial fibrosis in the bronchi of asthmatics. Lancet, 1989, 1 (8637)：520-524.

2. AIKAWA T, SHIMURA S, SASAKI H, et al. Marked goblet cell hyperplasia

with mucus accumulation in the airways of patients who died of severe acute asthma attack. Chest, 1992, 101（4）：916-921.

3. TANAKA H, YAMADA G, SAIKAI T, et al. Increased airway vascularity in newly diagnosed asthma using a high-magnification bronchovideoscope. Am J Respir Crit Care Med, 2003, 168（12）：1495-1499.

4. HOLGATE S T, WILSON J R, HOWARTH P H, et al. New insights into airway inflammation by endobronchial biopsy. Am Rev Respir Dis, 1992, 145 (2 Pt 2)：S2-S6.

5. REDINGTON A E, MADDEN J, FREW A J, et al. Transforming growth factor-beta 1 in asthma. Measurement in bronchoalveolar lavage fluid. Am J Respir Crit Care Med, 1997, 156（2 Pt 1）：642-647.

6. MINSHALL E M, LEUNG D Y, MARTIN R J, et al. Eosinophil-associated TGF-beta1 mRNA expression and airways fibrosis in bronchial asthma. Am J Respir Cell Mol Biol, 1997, 17（3）：326-333.

7. Childhood Asthma Management Program Research Group, SZEFLER S, WEISS S, et al. Long-term effects of budesonide or nedocromil in children with asthma. N Engl J Med, 2000, 343（15）：1054-1063.

8. HOLGATE S T. The airway epithelium is central to the pathogenesis of asthma. Allergol Int, 2008, 57（1）：1-10.

9. HOLGATE S T, DAVIES D E, LACKIE P M, et al. Epithelial-mesenchymal interactions in the pathogenesis of asthma. J Allergy Clin Immunol, 2000, 105 (2 Pt 1)：193-204.

中国医学临床百家

10. FLOOD-PAGE P, MENZIES-GOW A, PHIPPS S, et al. Anti-IL-5 treatment reduces deposition of ECM proteins in the bronchial subepithelial basement membrane of mild atopic asthmatics. J Clin Invest, 2003, 112 (7): 1029-1036.

11. BERGERON C, BOULET L. Structural changes in airway diseases: characteristics, mechanisms, consequences, and pharmacologic modulation. Chest, 2006, 129 (4): 1068-1087.

12. FANAT A I, THOMSON J V, RADFORD K, et al. Human airway smooth muscle promotes eosinophil differentiation. Clin Exp Allergy, 2009, 39 (7): 1009-1017.

13. LAROSE M, CHAKIR J, ARCHAMBAULT A, et al. Correlation between CCL26 production by human bronchial epithelial cells and airway eosinophils: involvement in patients with severe eosinophilic asthma. J Allergy Clin Immunol, 2015, 136 (4): 904-913.

14. HOSTETTLER K E, ROTH M, BURGESS J K, et al. Airway epithelium-derived transforming growth factor-beta is a regulator of fibroblast proliferation in both fibrotic and normal subjects. Clin Exp Allergy, 2008, 38 (8): 1309-1317.

15. BOULET L. Airway remodeling in asthma: update on mechanisms and therapeutic approaches. Curr Opin Pulm Med, 2018, 24 (1): 56-62.

16. PRAKASH Y S, HALAYKO A J, GOSENS R, et al. An Official American Thoracic Society Research Statement: Current Challenges Facing Research and Therapeutic Advances in Airway Remodeling. Am J Respir Crit Care Med, 2017, 195 (2): e4-e19.

17. XIAO C, PUDDICOMBE S M, FIELD S, et al. Defective epithelial barrier function in asthma. J Allergy Clin Immunol, 2011, 128 (3): 549-556, e1-e12.

18. HOLGATE S T. Mechanisms of asthma and implications for its prevention and treatment: a personal journey. Allergy Asthma Immunol Res, 2013, 5 (6): 343-347.

19. INOUE H, ITO I, NIIMI A, et al. CT-assessed large airway involvement and lung function decline in eosinophilic asthma: the association between induced sputum eosinophil differential counts and airway remodeling. J Asthma, 2016, 53 (9): 914-921.

20. GORSKA K, KORCZYNSKI P, MIERZEJEWSKI M, et al. Comparison of endobronchial ultrasound and high resolution computed tomography as tools for airway wall imaging in asthma and chronic obstructive pulmonary disease. Respir Med, 2016, 117: 131-138.

21. HARTLEY R A, BARKER B L, NEWBY C, et al. Relationship between lung function and quantitative computed tomographic parameters of airway remodeling, air trapping, and emphysema in patients with asthma and chronic obstructive pulmonary disease: a single-center study. J Allergy Clin Immunol, 2016, 137 (5): 1413-1422, e12.

22. DING M, CHEN Y, GUAN W J, et al. Measuring airway remodeling in patients with different COPD staging using endobronchial optical coherence tomography. Chest, 2016, 150 (6): 1281-1290.

23. BOULET L. Airway remodeling in asthma: mechanisms, clinical relevance,

中国医学临床百家

treatment, and prevention. Canadian Journal of Respiratory, Critical Care, and Sleep Medicine, 2017, 1 (1): 39-42.

24. PRETOLANI M, DOMBRET M, THABUT G, et al. Reduction of airway smooth muscle mass by bronchial thermoplasty in patients with severe asthma. Am J Respir Crit Care Med, 2014, 190 (12): 1452-1454.

25. CHAKIR J, HAJ-SALEM I, GRAS D, et al. Effects of Bronchial Thermoplasty on Airway Smooth Muscle and Collagen Deposition in Asthma. Ann Am Thorac Soc, 2015, 12 (11): 1612-1618.

26. SALEM I H, BOULET L, BIARDEL S, et al. Long-term effects of bronchial thermoplasty on airway smooth muscle and reticular basement membrane thickness in severe asthma. Ann Am Thorac Soc, 2016, 13 (8): 1426-1428.

27. LAMBRECHT B N, HAMMAD H. The immunology of asthma. Nat Immunol, 2015, 16 (1): 45-56.

28. RICCIO A M, MAURI P, FERRARI L D, et al. Galectin-3: an early predictive biomarker of modulation of airway remodeling in patients with severe asthma treated with omalizumab for 36 months. Clin Transl Allergy, 2017, 7: 6.

哮喘药物研发中存在的若干问题

GINA 和中华医学会呼吸病学分会哮喘学组的《支气管哮喘防治指南》均建议以 ICS 为基石的阶梯式规范化治疗方案，研究显示，90% ～ 95% 的哮喘患者经规范化治疗后可以获得很好的效果，但仍有部分哮喘患者对糖皮质激素治疗不敏感，即使联合多种治疗药物仍不能取得很好的疗效，严重影响患者的生活质量，并造成极大的家庭和社会负担。近年来随着对哮喘病理生理学、免疫学、遗传学（尤其是表观遗传学）的不断深入研究，发现了许多更加复杂的基因调节和细胞因子信号传导通路，对这些靶点进一步深入研究，期望从中寻找更加个体化的哮喘治疗方案，针对细胞因子、转录因子抗体等药物是近年来的研究热点，新型的 ICS、LABA、长效抗胆碱能药物（long acting muscarinic antagonist，LAMA）、ICS/LABA 等药物逐渐研发上市，有文献报道 Toll 样受体激动剂、酪氨酸蛋白激酶抑制剂等有望成为未来哮喘治疗的方向。但是必须指出，目前哮喘药物研发中还是存在一些问题，现分述如下。

11. 治疗哮喘的新的 ICS、LABA、LAMA 及其联合制剂

ICS 由于局部血药浓度高、不良反应少等优点，是哮喘的一线治疗药物。传统的 ICS 有布地奈德、氟替卡松和丙酸倍氯米松。常用的剂型有气雾剂、干粉吸入剂、雾化液。近年来新一代的 ICS，如环索奈德、糠酸氟替卡松、糠酸莫米松也逐渐上市。环索奈德本身无代谢活性，但可以在靶器官（肺）转化成有代谢活性的代谢产物——去异丁酰基环索奈德，后者具有强大的抗感染活性，可抑制炎症介质的释放和炎性细胞的增生，还具有肺部沉积率高、肺部滞留时间长、血浆蛋白结合率高、口腔沉积率低、血浆清除快等特点。体外实验显示，糠酸氟替卡松能够快速结合肺组织的激素受体，且与其他激素类药物比较，这种结合更为持久。尽管如此，各种新型的 ICS 仍旧不可能从根本上彻底消除气道炎症。

β_2 受体激动剂包括短效 β_2 受体激动剂（short-acting Beta$_2$ agonist，SABA）和 LABA。目前临床上常用的 SABA 有沙丁胺醇、特布他林，常用的剂型有气雾剂、吸入剂和片剂。SABA 起效快，维持时间短，一般仅用于哮喘急性发作的急救用药。目前临床上 LABA 以福莫特罗和沙美特罗为代表。与沙美特罗比较，福莫特罗起效更迅速，还被推荐为哮喘急性发作时的治疗药（需要与 ICS 联合）。新开发的 LABA 有维兰特罗、奥达特罗、茚达特罗、阿福特罗、卡莫特罗等。

LABA 联合 ICS（以下简称 ICS/LABA）用于哮喘阶梯化治疗方案中的 3 级及 3 级以上治疗。其中包括沙美特罗 / 氟替卡松、福莫特罗 / 布地奈德、福莫特罗 / 丙酸倍氯米松是常用的 ICS/LABA 复合制剂。2013 年以后，美国食品药品监督管理局批准新型 ICS/LABA 复合制剂有糠酸氟替卡松 / 维兰特罗，与沙美特罗 / 氟替卡松、福莫特罗 / 布地奈德等传统的复合制剂比较，糠酸氟替卡松 / 维兰特罗显示出更强的组织亲和力和更高的 β_2 受体选择性，而且每日只需使用一次，更有利于提高患者依从性。在美国，糠酸莫米松 / 茚达特罗、环索奈德 / 福莫特罗等复合制剂目前尚处于临床试验阶段，这些新药作用时间延长，治疗哮喘的疗效明确，但是也不能完全消除气道炎症。

胆碱能受体阻滞剂包括短效胆碱能受体阻滞剂（SAMA）和长效胆碱能受体阻滞剂（LAMA）。人肺部有 M_1、M_2、M_3 3 种胆碱能受体亚型。M_1、M_3 受体可与乙酰胆碱结合促进支气管的收缩。M_3 受体还可以促进黏液的分泌。M_2 受体对乙酰胆碱的释放有负向调节作用。异丙托溴铵可以选择性地阻断 M_1 和 M_2 受体，且起效迅速。噻托溴铵是目前最常用的 LAMA，随机对照研究显示，在 ICS/LABA 使用的基础上联合使用噻托溴铵可使哮喘的重度急性发作风险大大降低，改善患者的肺功能，且并未增加不良反应发生率。因此 GINA 推荐噻托溴铵用于重症哮喘的联合治疗。目前噻托溴铵常用的剂型有粉剂和气雾剂。新型 LAMA 有芜地溴铵、阿地溴铵和格隆溴铵，基本上属于缓解症状的药物，并不能彻底消除气道炎症。

近年来一些新型的 ICS/LABA/LAMA 三药联合制剂也在研发，糠酸氟替卡松 / 维兰特罗 / 芜地溴铵、莫米松 / 茚达特罗 / 格隆溴铵为代表。这些药物主要适用于 ICS/LABA 仍不能控制的重症哮喘患者。三药组合可以研发出多种新药，但万变不离其宗，尽管这些新药比原有的药物疗效更好，不良反应更少，起效更快，但是仍旧不能从根本上消除气道炎症。

12. 治疗哮喘的靶向药物

哮喘的发病机制复杂，表观遗传因素、环境因素易感性及个体变异等多种因素参与哮喘的发生、发展并相互作用，从而导致不同哮喘患者的临床表现、疾病进展、对治疗的反应有所差异。此外，国内外多项研究显示，长期应用糖皮质激素的部分患者可出现肺炎、骨质疏松、库欣综合征等不良反应，还有部分患者不能耐受糖皮质激素的长期治疗。寻找能够治疗哮喘的更加个体化的药物势在必行。

（1）抗 IgE 抗体

过敏性哮喘是 IgE 介导的变态反应性疾病。当机体受到抗原刺激时抗原提呈细胞识别和摄取变应原，使 T 细胞活化从而分泌 IL-4、IL-5、IL-13 等炎性细胞因子，进而刺激 B 细胞产生 IgE，IgE 与肥大细胞、嗜碱性粒细胞表面的高亲和力受体结合，使肥大细胞和嗜碱性粒细胞释放更多的炎症介质，诱发哮喘。奥马珠单抗是抗 IgE 重组人单克隆抗体。随机双盲多中心的临床研究显示，奥马珠单抗可以减少使用大剂量 ICS/LABA 仍控制不佳的哮喘患者的急性发作次数，改善患者的肺功能，并且不增加不良反应发生的风险。2003 年，美国食品药品监督管理局批准奥马珠单抗上市，可皮下注射、可用于 18 岁及以上的严重哮喘患者和中至重度持续性哮喘的儿童患者。新版 GINA 和 2008 年我国制定的支气管哮喘防治指南已将抗 IgE 抗体作为哮喘第五级治疗的推荐药物。

（2）细胞因子抗体

① IL-5 抗体：IL-5 系由 Th_2 细胞分泌，是调节嗜酸性粒细胞功能最重要的细胞因子，在嗜酸性粒细胞的募集、趋化、增殖中发挥重要作用。IL-5 可与人类嗜酸性粒细胞和嗜碱性粒细胞表面的 IL-5 受体高亲和力结合，从而激活嗜酸性粒细胞，促进大量炎症介质的释放，引起黏液分泌、组织水肿、组织损伤及 AHR。因此，阻止 IL-5 的合成和 IL-5 抗体是靶向治疗哮喘的一个方向。目前上市的 IL-5 抗体有美泊利单抗和瑞利珠单抗（Reslizumab）。美泊利单抗是一种人源化 IL-5 单克隆抗体，由葛兰素史克公司研制，可静脉或皮下注射，美国食品药品监督管理局于 2015 年 6 月已批准用于 12 岁及以上的哮喘患者。研究表明，美泊利单抗在重症嗜酸性粒细胞性哮喘中有效。瑞利珠单抗

于 2016 年被美国食品药品监督管理局批准上市，主要用于伴有血嗜酸性粒细胞计数升高且 ICS 治疗后哮喘控制不佳的患者。随机对照研究表明，瑞利珠单抗可以降低患者痰中嗜酸性粒细胞水平，改善患者的肺功能。

② IL-4 抗体：目前认为，嗜酸性粒细胞增多分为 IL-5 依赖途径和非 IL-5 依赖途径，IL-4 是非 IL-5 依赖途径的重要炎症因子之一。IL-4 可以通过诱导血管细胞黏附分子 -1 的表达，从而促进嗜酸性粒细胞、T 淋巴细胞、嗜碱性粒细胞、单核细胞等的迁移。IL-4 还具有促进 Th_0 细胞向 Th_2 细胞转化的独特作用，使 Th_2 细胞进一步释放 IL-4、IL-5、IL-13 等细胞因子，从而扩大 Th_2 的炎症反应。匹曲白滞素（Pitrakinra）、度匹鲁单抗等共同作用于 IL-4 和 IL-13 的单克隆抗体均处于临床试验阶段。已有临床试验证实匹曲白滞素在某些重症嗜酸性粒细胞性哮喘患者中有效。度匹鲁单抗对嗜酸性粒细胞增多的中、重度哮喘患者有效。

③ IL-13 抗体：IL-13 可以促进气道嗜酸性粒细胞的聚集，诱导杯状细胞化生，促进黏液分泌，在 AHR 和气道重塑方面起到重要作用。同时，IL-13 通过抑制树突状细胞抑制 T 细胞分泌 IFN-γ，而 IFN-γ 有助于 T 细胞向 Th 细胞分化。因此，IL-13 可间接促进 T 细胞向 Th_2 细胞分化。而 Th_1/Th_2 细胞分化失衡是哮喘的重要发病机制，而且 IL-13 具有免疫调节作用，可以促进 B 细胞增殖和抗体的分泌，在 IgE 介导的 I 型变态反应中有重要地位。因此，IL-13 在哮喘的发生、发展过程中占有重要地位。曲

罗芦单抗（Tralokinumab）是一种人源型 IL-13 单抗，目前已进入Ⅲ期临床试验阶段，试验证实其可以改善中、重度哮喘患者的肺功能，尤其是高骨膜蛋白水平的哮喘患者。

④ IL-17 抗体：除了 Th_1、Th_2、滤泡辅助性 T 细胞（follicular helper T cell，Tfh）、调节性 T 细胞（regulatory T cell）等 T 细胞参与哮喘的发病，多项研究表明，Th_{17} 细胞在哮喘，特别是中性粒细胞性哮喘的发病中占有重要地位。IL-17 由 Th_{17} 分泌，可促进中性粒细胞的活化、趋化，促进杯状细胞增生和黏液的表达，参与中性粒细胞性哮喘的发生、发展。此外，IL-17 还可以通过促进胶原蛋白的合成来促进气道重塑。相关药品柏达鲁单抗（Brodalumab）和苏金单抗（Secukinumab）已完成Ⅱa 期临床试验，遗憾的是，已证实其对中、重度哮喘无效。

⑤ IL-9 抗体：IL-9 系由活化的 $CD4^+$ Th_2 细胞分泌，对维持T 细胞的存活、促进 T 细胞的增殖具有重要意义。IL-9 可以协同IL-4 刺激肥大细胞、骨髓增殖和分泌 IL-6，刺激 B 细胞产生 IgE和 IgG_1，间接促进嗜酸性粒细胞在肺部的聚集，刺激肺泡上皮细胞分泌多种细胞因子和趋化因子，参与哮喘发病。MEDI-528 是一种人源化 IL-9 单抗，目前已完成Ⅱ期临床试验，对轻、中度哮喘和运动性哮喘具有一定疗效。

⑥ TNF-α 抗体：TNF-α 由巨噬细胞、上皮细胞等分泌，是哮喘发病中的重要促炎因子，参与启动哮喘的炎症过程。同时，TNF-α 能诱导 AHR，刺激成纤维细胞增殖，促进上皮细胞和内

皮细胞黏附因子的表达、化学引物的增殖、TGF-β 的合成释放和炎症细胞的激活。高水平的 TNF-α 则会引起组织免疫病理损伤和炎症介质的瀑布样连锁反应，进而引起 AHR。TNF-α 单抗依那西普目前已完成 Ⅱ a 期临床试验，研究证实其对激素抵抗性哮喘有效，但有诱发肿瘤和感染的安全隐患。英利昔单抗可以改善中度哮喘患者的呼气峰流速（peak expiratory flow，PEF）变异率，降低哮喘急性发作的风险。

⑦上皮源性细胞因子抗体：胸腺基质淋巴细胞生成素（thymic stromal lymphopoietin，TSLP）、IL-25、IL-33 等细胞因子在人类肺组织和免疫细胞中表达，被称为上皮源性细胞因子。可以通过促进 Th2 型细胞因子、黏附因子和趋化因子的释放，间接增强 Th2 型免疫应答。目前相关细胞因子抗体仍在研发中。

⑧ GM-CSF 抗体：GM-CSF 在嗜酸性粒细胞的生长和分化中发挥重要作用，MT$_{203}$ 是一种人源性 GM-CSF 单克隆抗体，有研究认为其可以减少和抑制嗜酸性粒细胞的活化，缩短嗜酸性粒细胞的生存期。

（3）靶向 micro RNA 的哮喘治疗药物

近年来，随着哮喘表观遗传学的发展，大量研究发现 miR-145、miR-155、miR-106a、miR-126、miR-221、miR133a 和 Let-7 等 micro RNA 可以通过调节炎性细胞因子的合成释放、调节 T 细胞的分化、影响支气管平滑肌细胞的可塑性等多种途径，参与支气管哮喘的发生、发展。目前已有动物实验证实，靶向

mRNA 治疗可以有效减少哮喘的急性发作次数、逆转过敏状态和拮抗气道重塑。但 mRNA 靶向治疗目前仅限于动物模型研究。

（4）转录因子抗体

转录因子可以通过影响哮喘相关炎症因子，炎症反应酶类和黏附因子、趋化因子等基因的表达来影响哮喘的发生、发展。目前 NF-κB 和 GATA-3 是研究的热点。NF-κB 参与调控炎症细胞因子、炎症相关反应酶类和黏附因子的基因表达。在炎症细胞因子刺激和淋巴细胞活化过程中，NF-κB 通路是各种信号通路的枢纽。GATA-3 在 $CD4^+T$ 细胞分化成 Th_2 细胞中发挥重要作用，也是 IL-4、IL-13 表达所需要的重要转录因子。因此 NF-κB 和 GATA-3 抑制剂也具有广阔的应用前景。

特别需要指出的是，上述研发的各种药物几乎都是作用于哮喘发病的某些中间环节，可具有一定的短期疗效，但停药后病情又有反复，并不能从根本上解决问题。

13. 治疗哮喘的其他药物

Toll 样受体是序列高度保守的免疫受体家族，是将固有免疫和适应性免疫紧密联系在一起的桥梁，可能是调节气道平滑肌细胞合成分泌功能和增殖凋亡的重要免疫受体，未来可能成为哮喘治疗的重要靶点。树突状细胞是最强大的抗原呈递细胞，未成熟的树突状细胞具有识别和摄取抗原的作用。只有成熟的树突状细胞才可以激活 T 淋巴细胞，使 T 淋巴细胞向 Th_2 细胞分化并分泌 IL–4、IL–5、IL–13 等细胞因子。在树突状细胞成熟的过程中，酪氨酸蛋白激酶抑制剂是必不可少的，因此，酪氨酸蛋白激酶抑制剂也是哮喘药物研究的一个方向。此外，还有文献报道选择性糖皮质激素受体激动剂、大环内酯类药物、他汀类药物、激活 T 细胞核因子、转录激活因子 –6（activating transcription facto–6，ATF–6）等都有广阔的应用前景。趋化因子受体拮抗剂、Th_2 趋化因子受体拮抗剂对哮喘也有一定的疗效。

以上制剂都需要进行深入研究。

14. 哮喘药物研发工作的总结与展望

哮喘的发病机制十分复杂，随着哮喘免疫学、遗传学和表观遗传学等进展研究的不断深入，发现临床存在多种哮喘的表型和内型，需要实施个体化治疗。哮喘的免疫靶向治疗成为近年来研究的热点，也取得了巨大进展，部分药物已经上市。但是由于哮喘是一种异质性疾病，特异性治疗并不能覆盖所有非选择性哮喘人群，因此，还需要合理选择治疗人群。同时，靶向治疗药物的价格往往较高，且部分患者可能出现头晕、头痛、恶心、呕吐和荨麻疹等不良反应，目前不应推荐作为治疗哮喘的首选药物，主要用于使用大剂量的 ICS/LABA 仍不能控制的重症哮喘和不能耐受糖皮质激素的患者。靶向药物的地位不容忽视，由于其更趋向于作用在哮喘发病的起始阶段，为激素抵抗性哮喘患者和不能耐受糖皮质激素的哮喘患者提供了治疗的希望。目前哮喘的靶向治疗研究尚处于初期阶段，很多免疫靶向药物还处于动物实验或临床试验早期阶段，能否真正应用于临床也需要更多的研究来确认。哮喘的基因治疗和针对表观遗传学的治疗，可能是今后哮喘药物研制的方向，尚待进行更多的基础研究证实。

参考文献

1. Global Initiative for Asthma. Global Strategy for Asthma Management and Prevention Update 2017. 2017.

2. 中华医学会呼吸病学分会哮喘学组. 支气管哮喘防治指南（2016 年版）. 中华结核和呼吸杂志，2016，39（9）：675-697.

3. FANTA C H. Asthma. N Engl J Med，2009，360（10）：1002-1014.

4. BATEMAN E D，BOUSHEY H A，BOUSQUET J，et al. Can guideline-defined asthma control be achieved?The Gaining Optimal Asthma ControL study. Am J Respir Crit Care Med，2004，170（8）：836-844.

5. MASOLI M，FABIAN D，HOLT S，et al. The global burden of asthma：executive summary of the GINA Dissemination Committee report. Allergy，2004，59（5）：469-478.

6. MUKKER J K，SINGH R S P，DERENDORF H. Ciclesonide：a pro-soft drug approach for mitigation of Side effects of inhaled Corticosteroids. J Pharm Sci，2016，105（9）：2509-2514.

7. STELMACH I, SZTAFISKA A, JERZYSKA J, et al. New insights into treatment of children with exercise-induced asthma symptoms. Allergy Asthma Proc, 2016, 37 (6): 466-474.

8. ROSSIOS C, TO Y, TO M, et al. Long-acting fluticasone furoate has a superior pharmacological profile to fluticasone propionate in human respiratory cells. Eur J Pharmacol, 2011, 670 (1): 244-251.

9. BIGGADIKE K, BLEDSOE R K, HASSELL A M, et al. X-ray crystal structure of the novel enhanced-affinity glucocorticoid agonist fluticasone furoate in the glucocorticoid receptor-ligand binding domain. J Med Chem, 2008, 51 (12): 3349-3352.

10. SLACK R J, BARRETT V J, MORRISON V S, et al. In vitro pharmacological characterization of vilanterol, a novel long-acting β_2-adrenoceptor agonist with 24-hour duration of action. J Pharmacol Exp Ther, 2013, 344 (1): 218-230.

11. CAZZOLA M, RINALDI B, LUCÀ G, et al. Olodaterol for the treatment of asthma. Expert Opin Investig Drugs, 2016, 25 (7): 861-866.

12. BEASLEY R W, DONOHUE J F, MEHTA R, et al. Effect of once-daily indacaterol maleate/mometasone furoate on exacerbation risk in adolescent and adult asthma: a double-blind randomised controlled trial. BMJ Open, 2015, 5 (2): e006131.

13. HINKLE J, HINSON J, KERWIN E, et al. A cumulative dose, safety and tolerability study of arformoterol in pediatric subjects with stable asthma. Pediatr Pulmonol, 2011, 46 (8): 761-769.

中国医学临床百家

14. SPINA D. Current and novel bronchodilators in respiratory disease. Curr Opin Pulm Med, 2014, 20 (1): 73-86.

15. DWAN K, MILAN S J, BAX L, et al. Vilanterol and fluticasone furoate for asthma. Cochrane Database Syst Rev, 2016, 9 (9): CD010758.

16. VAIDYA S S, KHINDRI S, CALDER N, et al. Pharmacokinetics of indacaterol and mometasone furoate delivered alone or in a free or fixed dose combination in healthy subjects. Pulm Pharmacol Ther, 2016, 37: 30-36.

17. SALVI S S, VAIDYA A J, KODGULE R R, et al. A randomized, double-blind study comparing the efficacy and safety of a combination of formoterol and ciclesonide with ciclesonide alone in asthma subjects with moderate-to-severe airflow limitation. Lung India, 2016, 33 (3): 272-277.

18. KERSTJENS H A M, ENGEL M, DAHL R, et al. Tiotropium in asthma poorly controlled with standard combination therapy. N Engl J Med, 2012, 367 (13): 1198-1207.

19. TAN C K, SAY G Q, GEAKE J B, et al. Long-term safety of tiotropium delivered by Respimat® SoftMist ™ Inhaler: patient selection and special considerations. Ther Clin Risk Manag, 2016, 12: 1433-1444.

20. FERRANDO M, BAGNASCO D, BRAIDO F, et al. Umeclidinium for the treatment of uncontrolled asthma. Expert Opin Investig Drugs, 2017, 26 (6): 761-766.

21. ANTONIU S A. Aclidinium bromide in experimental asthma. Expert Opin Investig Drugs, 2011, 20 (6): 871-873.

22. MCIVOR R A. Emerging therapeutic options for the treatment of patients with symptomatic asthma. Ann Allergy Asthma Immunol, 2015, 115 (4): 265-271, e5.

23. LIPWORTH B J. Phosphodiesterase-4 inhibitors for asthma and chronic obstructive pulmonary disease. Lancet, 2005, 365 (9454): 167-175.

24. BATEMAN E D, GOEHRING U, RICHARD F, et al. Roflumilast combined with montelukast versus montelukast alone as add-on treatment in patients with moderate-to-severe asthma. J Allergy Clin Immunol, 2016, 138 (1): 142-149, e8.

25. SINGH D, PETAVY F, MACDONALD A J, et al. The inhaled phosphodiesterase 4 inhibitor GSK256066 reduces allergen challenge responses in asthma. Respir Res, 2010, 11 (1): 26.

26. PELAIA G, VATRELLA A, MASELLI R, et al. The potential of biologics for the treatment of asthma. Nat Rev Drug Discov, 2012, 11 (12): 958-972.

27. HUMBERT M, BEASLEY R, AYRES J, et al. Benefits of omalizumab as add-on therapy in patients with severe persistent asthma who are inadequately controlled despite best available therapy (GINA 2002 step 4 treatment): INNOVATE. Allergy, 2005, 60 (3): 309-316.

28. SIERGIEJKO Z, ŚWIEBOCKA E, SMITH N, et al. Oral corticosteroid sparing with omalizumab in severe allergic (IgE-mediated) asthma patients. Curr Med Res Opin, 2011, 27 (11): 2223-2228.

29. 中华医学会呼吸病学分会哮喘学组. 支气管哮喘防治指南（支气管哮喘的定义、诊断、治疗和管理方案）. 中华结核和呼吸杂志, 2008, 31 (3): 177-185.

30. HARRIS J M, MACIUCA R, BRADLEY M S, et al. A randomized trial of the efficacy and safety of quilizumab in adults with inadequately controlled allergic

asthma. Respir Res，2016，17：29.

31. GAUVREAU G M，ARM J P，BOULET L，et al. Efficacy and safety of multiple doses of QGE031 （ligelizumab） versus omalizumab and placebo in inhibiting allergen-induced early asthmatic responses. J Allergy Clin Immunol，2016，138 （4）：1051-1059.

32. SAMITAS K，DELIMPOURA V，ZERVAS E，et al. Anti-IgE treatment, airway inflammation and remodelling in severe allergic asthma：current knowledge and future perspectives. Eur Respir Rev，2015，24 （138）：594-601.

33. FULKERSON P C，ROTHENBERG M E. Targeting eosinophils in allergy, inflammation and beyond. Nat Rev Drug Discov，2013，12 （2）：117-129.

34. PAVORD I D，KORN S，HOWARTH P，et al. Mepolizumab for severe eosinophilic asthma （DREAM）：a multicentre，double-blind，placebo-controlled trial. Lancet，2012，380 （9842）：651-659.

35. ORTEGA H G，LIU M C，PAVORD I D，et al. Mepolizumab treatment in patients with severe eosinophilic asthma. N Engl J Med，2014，371 （13）：1198-1207.

36. CASTRO M，MATHUR S，HARGREAVE F，et al. Reslizumab for poorly controlled，eosinophilic asthma：a randomized，placebo-controlled study. Am J Respir Crit Care Med，2011，184 （10）：1125-1132.

37. CASTRO M，ZANGRILLI J，WECHSLER M E，et al. Reslizumab for inadequately controlled asthma with elevated blood eosinophil counts：results from two multicentre，parallel，double-blind，randomised，placebo-controlled，phase 3 trials. Lancet Respir Med，2015，3 （5）：355-366.

38. FITZGERALD J M，BLEECKER E R，NAIR P，et al. Benralizumab，an

anti-interleukin-5 receptor α monoclonal antibody, as add-on treatment for patients with severe, uncontrolled, eosinophilic asthma (CALIMA): a randomised, double-blind, placebo-controlled phase 3 trial. Lancet, 2016, 388 (10056): 2128-2141.

39. WENZEL S, WILBRAHAM D, FULLER R, et al. Effect of an interleukin-4 variant on late phase asthmatic response to allergen challenge in asthmatic patients: results of two phase 2a studies. Lancet, 2007, 370 (9596): 1422-1431.

40. WENZEL S, FORD L, PEARLMAN D, et al. Dupilumab in persistent asthma with elevated eosinophil levels. N Engl J Med, 2013, 368 (26): 2455-2466.

41. PIPER E, BRIGHTLING C, NIVEN R, et al. A phase II placebo-controlled study of tralokinumab in moderate-to-severe asthma. Eur Respir J, 2013, 41 (2): 330-338.

42. CORREN J, LEMANSKE R F, HANANIA N A, et al. Lebrikizumab treatment in adults with asthma. N Engl J Med, 2011, 365 (12): 1088-1098.

43. AL-RAMLI W, PRÉFONTAINE D, CHOUIALI F, et al. T (h) $_{17}$-associated cytokines (IL-17A and IL-17F) in severe asthma. J Allergy Clin Immunol, 2009, 123 (5): 1185-1187.

44. KAIKO G E, FOSTER P S. New insights into the generation of Th$_2$ immunity and potential therapeutic targets for the treatment of asthma. Curr Opin Allergy Clin Immunol, 2011, 11 (1): 39-45.

45. PARKER J M, OH C K, LAFORCE C, et al. Safety profile and clinical activity of multiple subcutaneous doses of MEDI-528, a humanized anti-interleukin-9 monoclonal antibody, in two randomized phase 2a studies in subjects with asthma. BMC Pulm Med, 2011, 11: 14.

中国医学临床百家

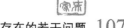

46. BERRY M A, HARGADON B, SHELLEY M, et al. Evidence of a role of tumor necrosis factor alpha in refractory asthma. N Engl J Med, 2006, 354（7）: 697-708.

47. HOLGATE S T, NOONAN M, CHANEZ P, et al. Efficacy and safety of etanercept in moderate-to-severe asthma: a randomised, controlled trial. Eur Respir J, 2011, 37（6）: 1352-1359.

48. ERIN E M, LEAKER B R, NICHOLSON G C, et al. The effects of a monoclonal antibody directed against tumor necrosis factor-alpha in asthma. Am J Respir Crit Care Med, 2006, 174（7）: 753-762.

49. WENZEL S E, BARNES P J, BLEECKER E R, et al. A randomized, double-blind, placebo-controlled study of tumor necrosis factor-alpha blockade in severe persistent asthma. Am J Respir Crit Care Med, 2009, 179（7）: 549-558.

50. LIU Y J. Thymic stromal lymphopoietin: master switch for allergic inflammation. J Exp Med, 2006, 203（2）: 269-273.

51. GAUVREAU G M, O'BYRNE P M, BOULET L, et al. Effects of an anti-TSLP antibody on allergen-induced asthmatic responses. N Engl J Med, 2014, 370（22）: 2102-2110.

52. KRINNER E, RAUM T, PETSCH S, et al. A human monoclonal IgG$_1$ potently neutralizing the pro-inflammatory cytokine GM-CSF. Mol Immunol, 2007, 44（5）: 916-925.

53. WANG K, QIAN X U, QUN W U Z. MicroRNAs and Asthma Regulation. Iran J Allergy Asthma Immunol, 2015, 14（2）: 120-125.

54. NAURA A, KIM H, JU J, et al. Minocycline blocks asthma-associated

inflammation in part by interfering with the T cell receptor-nuclear factor κB-GATA-3-IL-4 axis without a prominent effect on poly（ADP-ribose）polymerase. J Biol Chem, 2013, 288（3）: 1458-1468.

55. RHEE C K, KIM J W, PARK C K, et al. Effect of imatinib on airway smooth muscle thickening in a murine model of chronic asthma. Int Arch Allergy Immunol, 2011, 155（3）: 243-251.

56. HUMBERT M, BLAY F D, GARCIA G, et al. Masitinib, a c-kit/PDGF receptor tyrosine kinase inhibitor, improves disease control in severe corticosteroid-dependent asthmatics. Allergy, 2009, 64（8）: 1194-1201.

57. GAUVREAU G M, BOULET L, LEIGH R, et al. A nonsteroidal glucocorticoid receptor agonist inhibits allergen-induced late asthmatic responses. Am J Respir Crit Care Med, 2015, 191（2）: 161-167.

58. PORTER J D, WATSON J, ROBERTS L R, et al. Identification of novel macrolides with antibacterial, anti-inflammatory and type Ⅰ and Ⅲ IFN-augmenting activity in airway epithelium. J Antimicrob Chemother, 2016, 71（10）: 2767-2781.

59. THOMSON N C, CHAUDHURI R, SPEARS M, et al. Serum periostin in smokers and never smokers with asthma. Respir Med, 2015, 109（6）: 708-715.

60. NAIR P, GAGA M, ZERVAS E, et al. Safety and efficacy of a CXCR2 antagonist in patients with severe asthma and sputum neutrophils: a randomized, placebo-controlled clinical trial. Clin Exp Allergy, 2012, 42（7）: 1097-1103.

哮喘动物模型研究的价值及其存在的问题

支气管哮喘是一种由多种炎症细胞，包括嗜酸性粒细胞、肥大细胞、T淋巴细胞和结构细胞（含支气管平滑肌、上皮细胞、杯状细胞、血管内皮细胞及其细胞组分）参与的慢性气道炎症性疾病，伴有AHR、可逆性气流受限及黏液高分泌，晚期还可出现气道重构。哮喘发病机制十分复杂，鉴于人体实验的局限性，目前对哮喘病因、发病机制和治疗等方面的研究很大程度上需要通过动物模型来进行。

15. 哮喘动物模型在哮喘研究中的价值

（1）有利于深入研究哮喘的发病机制的

实验动物的品系有多种，根据不同的目的可选用不同的品系。纯品系动物，如纯种小鼠具有几乎一致的遗传背景，利用该特点可研究某一特定遗传因素在哮喘发生中的作用,这在人体研究中很难做到。随着对小鼠免疫系统研究的不断深入,小鼠哮喘模型在哮喘的免疫学研究中起到了越来越多的作用。1986 年,Mosmann 等率先在小鼠中根据分泌细胞因子的不同将 T 淋巴细胞分为 Th_1 和 Th_2 两种细胞亚型。之后在小鼠模型中证实 Th_2 细胞及其分泌的细胞因子 IL-4、IL-5 对哮喘的发病起到重要作用,后来 Robinson 等发现哮喘患者的 BALF 中也存在 Th_2 细胞占优势的现象。现在认为 Th_1/Th_2 细胞失衡是哮喘发病的重要机制,这方面的研究可能为研发新药提供新的思路。

近年来,分子生物学发展迅猛,使人们能够在基因水平探讨哮喘的发病机制,如利用转基因或基因敲除技术,研究某些基因表达产物变化在哮喘发生中的作用,这些研究只能借助动物模型来进行。转基因动物是将外源基因转入胚系细胞,外源基因在宿主体内表达,使编码蛋白合成增加,观察其改变对细胞功能或疾病产生的影响。基因敲除则是利用定点突变等将特定基因删除,用于研究该基因产物缺乏对疾病发展过程的影响。用转基因动物进行实验可以发现一些在一般动物模型中难以发现的问题,具有很大的优越性。

与人体实验相比,我们在动物模型研究中更容易获得所需要的标本,包括肺组织、BALF、脾脏等,也可以根据需要给予相应的抗原或抗体。动物研究可以人为地严格控制实验条件,如无菌环境、恒定温度等,从而避免外界环境因素对实验的干扰。

（2）有利于治疗哮喘药物的研究

动物模型在哮喘新药的开发应用中具有不可取代的作用，新药开发的思路往往来自动物研究中的发现，同时又为新药上市提供临床前研究结果。如哮喘动物模型中可发现 IgE 表达增高，给予 IgE 抗体或敲除 IgE 表达基因可降低哮喘小鼠的气道炎症反应，由此开发出了抗 IgE 抗体奥马珠单抗，前期的临床研究结果表明奥马珠单抗可明显改善哮喘症状，减少糖皮质激素用量，提高患者的生活质量，现已进入临床。

16. 哮喘动物模型存在的问题

任何疾病的动物模型均有某些局限性，哮喘动物模型也不例外。动物模型的局限性首先来自动物与人类之间存在的差别，这些差别限制了动物模型研究结果在人身上的应用。

（1）哮喘动物模型研究分类

①生来具有反复发作喘息的动物：猫、马。

②抗原激发前即具有 AHR 的动物：犬、大鼠和小鼠。

③抗原诱发可逆性气流阻塞和 AHR 的动物：兔、羊、豚鼠、大鼠、小鼠。

近年来，哮喘动物模型研究中采用的动物品种越来越单一，哮喘动物模型研究采用小鼠的情况越来越多，因其价格低廉、品系纯、繁殖快，学者对其免疫系统认识广泛、全面，加之饲养和管理比较方便，研究中处理简便，使小鼠成为近年来应用最多的哮喘动物模型。另外，小鼠的各种商品化试剂齐全、转基因小鼠制备简便，也使小鼠模型备受青睐。实验小鼠的品系很多，根据不同繁殖方法而获得的遗传特性分为近交系、突变系、远交群和杂交群。作为哮喘模型的小鼠主要是近交系小鼠。

不同小鼠品系在 AHR、T 细胞免疫等方面各有不同的特点。C57BL/6 小鼠对尘螨和豚草抗原的反应性强，而 BALB/C 小鼠较易产生针对卵白蛋白（ovalbumin，OVA）和花粉的 AHR 和高滴度 IgE。

（2）哮喘模型的致敏原种类

动物哮喘模型一般经过致敏原致敏、其后激发来制备。用于哮喘模型的各类致敏原及其模型特点如下。

① OVA

早在 100 多年前，OVA 就开始应用于哮喘动物模型的制备。由于 OVA 免疫原性强，价格低廉，来源方便，是目前最常使用的抗原。OVA 多与免疫佐剂（主要为氢氧化铝）联合使用。在OVA 哮喘模型的制备过程中，抗原致敏和激发的方式及所给予的抗原剂量是至关重要的。Zhang Y 等比较了分别经腹腔注射和经鼻腔滴注给予 OVA 致敏，并经不同次数抗原激发的小鼠模型，结果显示仅激发 1 次的小鼠不能诱发 AHR，激发 3 次的小鼠才能诱发 AHR，但是与激发 5 次组无明显差别。利用 OVA 制备哮喘动物模型必须具备抗原系统致敏和局部激发两个阶段。Sakai K 等比较不同 OVA 致敏剂量与所诱发哮喘特征之间的关系，发现 10 μg 剂量组能诱导出明显的肺部 EOS 浸润、杯状细胞增生、AHR 和高滴度的 IgE 等与人类哮喘特征相似的情况，而大剂量，如 1000 μg 反而无效。

OVA 模型的特点是：A. 全身致敏和局部激发，前者多采用经腹腔、皮下注射或两者结合；后者采用雾化吸入或经气道滴入。B. 致敏时合用免疫佐剂。C. OVA 致敏剂量以 10 ～ 100 μg 为宜，雾化激发时间一般为 3 ～ 5 天，最后一次激发后 24 ～ 48 小时收集标本。

通过 OVA 制备的哮喘模型，使学者对这一疾病的过程有了更加深入的认识，但是用 OVA 作致敏原制备的哮喘模型存在以下不足：A. OVA 这一抗原不能诱发人类哮喘发作，也不属于人类经常接触的抗原。B. OVA 致敏模型需要使用免疫佐剂，往往是通过全身致敏，如腹腔和（或）皮下注射，这与人类接触变应原的方式不一样。如果模拟人类的致敏模式，如滴鼻，则无法有效建模。C. 小鼠哮喘模型经反复 OVA 暴露会导致抗原耐受，尤其是 C57BL/6 小鼠经 OVA 反复暴露后 AHR 反而减弱。上述三点是有别于人类生产、生活中接触的致敏原种类、方式，并且与哮喘是慢性气道疾病这一概念不符。

②哮喘相关的吸入性变应原

近 10 年，与疾病相关的吸入性变应原，如屋尘螨、真菌抗原、豚草、花粉、寄生虫卵、粉尘、烟草等逐渐用于制备哮喘模型。

其中以屋尘螨模型最受关注。屋尘螨是最常见的室内变应原之一，含有多种抗原成分，与哮喘密切相关。有临床研究中发现，许多哮喘患者体内屋尘螨特异性 IgE 升高，如果用屋尘螨刺激会激发哮喘症状。另外，与 OVA 模型不同的是，像屋尘螨、豚草等抗原致敏不需要免疫佐剂，可以经气道黏膜直接吸入（如滴鼻或经气道），反复暴露可以模拟人类慢性哮喘的特征。

除屋尘螨这一人类接触最频繁的变应原外，流行病学调查和临床试验研究显示某些上呼吸道病毒感染可激发人类 AHR，目前已经出现了由病毒、真菌、细菌引起的哮喘模型。Schwarze 等利用呼吸道合胞病毒（respiratory syncytial virus，RSV）建立了病毒急性感染所导致的以肺部中性粒细胞和 EOS 浸润为主的小鼠模型，并发现该病毒感染可使 OVA 致敏 / 激发所建立的哮喘小鼠模型 AHR 进一步增高，提示 RSV 感染与哮喘发病的相关性。多种霉菌，如曲霉菌、毛霉菌广泛存在于潮湿处、动物和人的体表、体腔，是诱发哮喘的重要抗原，Ward 等应用黑僵菌（Metarhizium anisopliae）粗提抗原和精提抗原致敏 / 激发的小鼠模型，成功建立了具备典型过敏性哮喘的病理、生理及免疫特征的小鼠模型，并发现经气道途径比腹腔注射途径更易建模。

③其他致敏原

除上述较常见的变应原外，某些变态反应性炎症细胞或产物

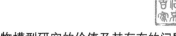

也可用于诱导产生哮喘模型。如将 IL–4、IL–5、Eotaxin 和 EOS 等细胞或细胞因子通过气管内或鼻腔内滴注，可诱导出哮喘的某些特征性改变。

（3）急、慢性哮喘模型

①急性哮喘模型

急性哮喘模型是目前最常应用的哮喘模型。多数模型以抗原致敏 2 次、其后连续激发、最后检测 AHR、收集标本等为基本过程。2 次致敏的时间间隔、激发的时间点和次数，文献报道略有不同，但大同小异。

②慢性气道重构模型

前述小鼠模型抗原激发的时间短，多不超过 1 周，这类模型的不足之处在于缺乏黏膜慢性炎症和气道壁结构的改变，不能反映人类哮喘是慢性疾病这一特征。

Jason 等首先建立了哮喘小鼠气道重构模型：先向 BALB/C 小鼠腹腔内注射 OVA 致敏，3 周后以 2.5% 的 OVA 雾化激发，每天雾化 30 分钟，每周 3 次，持续 8 周，最后一次激发后 24 小时收集标本，结果显示血清 IgE 滴度明显增高，抗原激发后 1 周气道黏膜固有层即可见大量 EOS 浸润，并且一直持续至 8 周后，激发后 2 周，黏膜固有层中单核细胞也明显增多。组织形态学方面可见气道上皮增厚，杯状细胞明显增生，伴大量黏液分泌，并出现上皮下纤维化、胶原沉积，并有持续存在的 AHR。该模型模拟了人类慢性持续性哮喘时的诸多特征，更重要的是排除了嗜酸性粒细胞性肺泡炎征象，短时间内给予大剂量 OVA 雾化激发并不能诱发出上述气道重构模型，所以抗原系统致敏和反复、长时间的同一抗原激发对小鼠气道重构模型的建立是必需的。抗原激发可持续亦可间断进行，激发时间多为 3～8 周，累计激发次数在 18 次以上。

屋尘螨、豚草、曲霉菌等亦可用于制备慢性哮喘模型。这类模型的特点是可以经气道致敏，不需要免疫佐剂。近来，Goplen 等以屋尘螨、豚草和曲霉菌混合物经鼻致敏 2 次，然后用同样的激发物经鼻激发连续 8 周以上，该模型出现持久的 AHR、EOS 炎症、杯状细胞增生、气道平滑肌增生和胶原沉积，且 IL-5 单抗不能缓解上述变化。所以，混合变应原可以避免单一变应原耐受的弊端，可能是未来慢性哮喘建模的一个方向。

（4）几种特殊类型的哮喘模型的建立

随着对哮喘的认识越来越深入，学者已逐渐认识到哮喘并不是一种简单的疾病，可以有各种各样的亚型，如过敏性哮喘和非过敏性哮喘、内源性哮喘和外源性哮喘、持续性哮喘与季节相关性哮喘、职业性哮喘、药物性哮喘、运动诱发性哮喘等。这些不同亚型的哮喘具有不同的发病机制、临床表现、治疗反应和预后，可见单一的哮喘模型无法满足目前临床研究所需。因此，可以根据不同的实验设计和目的建立各种特殊类型的哮喘模型。

①重症持续哮喘模型

常规联合治疗对大约 5% 的哮喘患者无效，呈持续发作状态，需要全身激素治疗，且有较高的病死率。Ochkur 等构建了 IL-5/E$_2$ 转基因小鼠。该小鼠能模拟人类重症哮喘的一些特征，如大量嗜酸性粒细胞募集，且发生嗜酸性粒细胞脱颗粒现象，气道上皮脱落，由细胞和黏液形成的气道黏液栓，显著的气道重构（包括上皮细胞增生、杯状细胞增生、平滑肌增生和胶原沉积）。此外，该模型还表现为气道阻力升高等特点。而在普通小鼠哮喘模型，并不会出现嗜酸性粒细胞脱颗粒、气道上皮脱落等现象。

另外，以中性粒细胞渗出为主的哮喘存在激素抵抗，常处于持续发作状态，需要研究以中性粒细胞渗出为主、激素抵抗为特征的哮喘模型。Ito 等以反复低剂量 OVA 暴露后，单次大剂量激发模拟哮喘急性发作；Therien 等构建了 IL-13 过度表达小鼠来观察中性粒细胞在重症哮喘中的作用。这两种模型均表现出激素抵抗特征，即激素能抑制哮喘小鼠 BALF 中的嗜酸性粒细胞和淋巴细胞数量，但对 BALF 中性粒细胞、单核细胞募集无效，同时也不能降低 AHR。

②病毒诱发的哮喘急性加重模型

已有调查显示，50% ~ 80% 的哮喘急性加重是由呼吸道病毒感染导致的，而且是儿童和成人哮喘患者致死的重要原因。但病毒和变应原之间如何相互作用、病毒如何促使哮喘发作，目前尚不清楚，因此，就出现了利用病毒感染建立的哮喘急性加重模型。这类模型多采用联合 RSV 和 OVA 致敏 – 激发的方式，在 OVA 致敏和激发后再给予 RSV；通常是滴鼻或经气道给药，建模后可以显示出急性支气管炎，淋巴细胞、中性粒细胞和嗜酸性粒细胞浸润，并使 OVA 致敏 – 激发所建立的哮喘小鼠模型 AHR 进一步增高。也有报道显示，在 OVA 致敏 – 激发之前给予 RSV 并不影响气道炎症和 AHR。可见 RSV 的干预时间是建模的重要因素，同时，病毒负荷量、小鼠对病毒的易感程度等均会影响建模结果。

③不同年龄阶段的哮喘模型

学者已经关注到一部分哮喘患者在幼年发病，而另一部分患者在成年后甚至老年发病。不同年龄阶段的哮喘可能存在不同病理生理机制，对药物的反应和预后也存在差异。因此，建立各个年龄段的哮喘模型对研究不同时期的哮喘发病具有一定意义。针对成年甚至老年发病的哮喘模型，浙江大学呼吸疾病研究所进行了初步探索。采用早致敏早激发（5 周龄致敏，9 周龄激发）、早致敏晚激发（5 周龄致敏，49 周龄激发）、晚致敏晚激发（45 周龄致敏，49 周龄激发）的方法，发现早致敏早激发和早致敏晚激发两组均表现出气道反应性显著升高、嗜酸性粒细胞浸润和黏液分泌增多，晚致敏晚激发的方法不能诱发 AHR 和肺部炎症，提示致敏时间决定哮喘炎症的诱发，而早致敏晚激发的方法可作为建立老年哮喘模型的一种方法。

17. 哮喘动物模型面临的挑战

如前文所述，自然界除了猫、马可能存在类似哮喘的症状外，其他动物都不发生哮喘，可见哮喘"几乎"是人类独有的一种疾病。这种独特、复杂的疾病同时有这么多种类的动物模型，但又缺乏特别理想的动物模型，现以小鼠为例来说明目前哮喘动物模型的缺陷和不足。

（1）人类气道结构比动物模型发达

人类气道结构比其他动物更为发达。如人类气道支气管树分枝有 20 ～ 23 级，而小鼠只有 6 ～ 8 级；人类气道黏膜下腺体的分布远较小鼠丰富；人与动物的气道神经支配也存在显著差别，前者具有更复杂的神经源性控制通路。

（2）建立哮喘动物模型的技术问题

哮喘患者常在吸入抗原后产生气道炎症导致哮喘发病。已经发现的变应原有花粉、屋尘螨、真菌、昆虫等，其他许多有机或化学物质也和哮喘发病有关。因此，在建立哮喘的动物模型时应当采用相似的致敏策略诱导气道炎症。然而，目前在动物实验中最常用的致敏原是 OVA。OVA 可以在所有的动物模型中诱导出显著的气道炎症，且无毒、价格便宜。但是，在人类的哮喘发病中，OVA 并不是主要的变应原。致敏动物在短时间内吸入高浓度变应原所激发的哮喘反应难以真正模拟人类在生活、生产环境中长年累月接触变应原促发的哮喘。作为建立模拟人类哮喘动物模型的致敏原，OVA 有许多难以解决的技术问题。首先，给予途径问题，如果是模拟人类接触变应原的过程，只是通过吸入途径给予 OVA，大多数小鼠并不能被诱导出气道炎症。现有的哮喘动物模型建立过程中，在通过气道吸入 OVA 之前，必须通过其他途径，如经腹腔或皮下注射进行致敏，这与人类哮喘发病接触抗原的过程不同。其次，目前采用 OVA 建立哮喘动物模型的方法可以产生明显的气道炎症，但这种炎症只能持续 1 ～ 2 周。针对长期慢性哮喘的研究发现，在某些品系的小鼠中，OVA 连续暴露 6 周可以导致免疫反应和病理生理改变减轻，最终并不能形成哮喘。因此，利用 OVA 复制哮喘动物模型，无论是发病诱因差异，还是致敏途径和致敏效果方面都存在很多问题，应当重视。

（3）哮喘动物模型的气道极少有血浆渗出现象

气道血浆渗出是哮喘的一个基本特征。人类哮喘的气道组织中富含大量大小不等的血浆来源蛋白、炎症蛋白、修复蛋白、白细胞来源蛋白及生长因子活化蛋白等。相较之下，哮喘动物模型的气道极少有血浆渗出，在迟发相反应中更难发现血浆渗出现象。动物模型在高浓度的变应原刺激下，肺实质，尤其是小血管旁和小气道旁可以出现明显的急性炎症反应，而人类哮喘即使是在哮喘急性发作期也难以见到以上变化，只能见到气道非特异性慢性炎症。人类哮喘和动物模型中的炎症细胞成分差异也很大，小鼠模型肺部可见到大量的 EOS 浸润，除了上述的 IL-5/E_2 小鼠模型，其他模型的 EOS 均不发生脱颗粒现象。相比之下，大约只有一半的哮喘患者气道可以见到明确的 EOS 浸润，而且数量波动较大，其特点是通过细胞裂解方式逐步脱颗粒。

（4）哮喘动物模型上基本见不到气道上皮损伤修复现象

人类哮喘的另一个特征是气道上皮损伤和脱落，但这不会严重到气道大范围裸露和黏膜通透性显著增高，其原因可能部分与上皮的快速修复有关。相反，在动物模型上基本见不到气道上皮损伤修复现象。

（5）动物模型在未受抗原激发的情况下极少出现 AHR

AHR 是哮喘最主要的特征，哮喘患者在没有受到变应原刺激的情况下也可能有 AHR，而动物模型在未受抗原激发的情况下极少出现 AHR，即使受抗原激发后出现了 AHR，其存在时间往往较短，增高幅度也不大。而且动物模型中气道反应性测定，尤其是应用最多的小鼠模型中的气道反应性测定一直是个难点。在人类的气道反应性测定中需要受试者配合，而在动物实验中，这显然是不可能的，唯一的方法是，使麻醉的动物处于机械通气状态下检测某些稳定的参数，如气道压力、气道阻力、气道顺应性及由此衍生的一些指标。但是，这些指标的检测一般需要熟练的动物手术操作技术，还需要有复杂的机电设备和相应的软件。由于手术创伤往往可能导致动物伤亡，故这样的检测方法只能应用一次。目前小鼠哮喘模型中，用于反映气道反应性的获得较多认可的指标是增强呼气间歇（enhance dpause，Penh）。Penh可采用无创的体积描记法测得，但也有缺陷，其在很多情况下不能真正反映气道反应性，缺乏可靠性。

（6）哮喘发病机制的复杂性与动物模型的局限性

人类哮喘的发生机制极为复杂，各种炎症细胞、炎性介质、细胞因子之间的相互作用构成了复杂的调控网络，单一路径的阻断在动物模型中可能抑制哮喘的发生，但在人类哮喘中未必可行，如小鼠哮喘模型中证实IL-5是诱导EOS炎症和AHR的关键因子，给予IL-5抗体可明显抑制哮喘小鼠的EOS炎症和AHR，甚至可以抑制慢性气道重塑的发生，因此开发了人源化的抗IL-5抗体用于治疗哮喘。但遗憾的是，在人体上的多个临床研究发现，给予IL-5抗体，无论是对轻度急性发作的哮喘，还是慢性重症哮喘，均无明显的临床疗效。这提示我们，人类哮喘的发生机制要比在动物模型中所反映的还要复杂得多。

（7）哮喘动物模型是否成功的判断标准

目前最常用的判断标准是检查病理切片的病理组织学是否符合要求，或者检测BALF中EOS的数量和构成比。前者具有一定的局限性，因为这种方法属于主观和非定量检测法。后一种方法尽管属于客观定量法，但应当指出BALF中EOS增多并非支气管哮喘所特有，临床上大约50%的哮喘患者外周血中的EOS并不高。此外，支气管哮喘最基本的病理生理特征是AHR，临床上通常通过支气管激发试验和支气管舒张试验证实这些特点，而在动物模型中则很难准确和完整地反映这些特征。

（8）动物实验中使用糖皮质激素的差异

动物实验中凡是涉及应用糖皮质激素时，用得最多的是地塞米松，而且是通过静脉给药。而临床上应用糖皮质激素，药物的种类和用药途径很复杂，包括静脉点滴氢化可的松、甲泼尼龙，口服给药包括泼尼松、甲泼尼龙，而吸入用药种类更是繁多，如丙酸倍氯米松、布地奈德和氟替卡松等，两者之间差异很大，动物实验中的局限性一目了然，无须赘述。

（9）国内 20 余年哮喘动物实验研究的回顾与评价

为了更全面、深入和准确地评价多年来我国哮喘动物实验研究的全貌及存在的问题，最近笔者对《中华结核和呼吸杂志》《中华医学杂志》《中华内科杂志》上自 1994 年 1 月至 2018 年 12 月刊发的 256 篇有关支气管哮喘动物实验研究的论文（包括论著、摘要、短篇）进行了一次系统回顾分析，重点是研究目的、研究选用实验动物的种类、品系、复制模型的方法，如何评估复制的哮喘模型是否成功，研究中应用的糖皮质激素种类和用法。结果显示，初期和中期（1994—2000 年）动物品种较多，尤其是豚鼠应用较多，而后期（2001—2018 年）动物品种日趋简单，且多以 BALB/C 小鼠为主。笔者在回顾文献的过程中注意到，有 50 余篇文章的研究目的中涉及哮喘气道重构问题，这是一个很有价值的问题。到目前为止，控制哮喘的药物尚不能彻底消除哮喘患者的气道炎症，只能控制症状，提高生活质量。这就是说，尽管医师采用了多种支气管舒张剂和糖皮质激素来控制哮喘的症状，但是并不能控制气道炎症和气道重塑，最终仍有大量哮喘患者会出现气道重塑，甚至使气流受限变为不可逆，这才是目前哮喘防控中最关键的问题。部分研究涉及哮喘发病机制中的 Th_1/Th_2 细胞失衡问题，认为 Th_2 优势是哮喘气道炎症的一个重要特征，因而如能逆转这种趋势，则可以使哮喘得到控制。其实这种看法并不全面和准确。实践表明，即使采用各种措施使哮喘患者体内 Th_1/Th_2 细胞失衡得到某种程度的纠正，也难以从根本上控制哮喘的发生和发展。此外，除支气管哮喘外还有许多疾病也存在 Th_2 优势问题，这也就是说，Th_2 优势对哮喘而言并不是一个特异性问题。研究中只有少数作者提及哮喘的防控问题，重点是探讨母牛分枝杆菌疫苗（微卡）对哮喘发病的预防作用。其实从卫生环境学说而言，这也许是一个有潜力和发展前景的领域，可惜并未形成合力，不久又被中断和淡忘了。众所周知，支气管哮喘的病因十分复杂，包括吸入室内外变应原、感染、药物、情绪等，有学者甚至认为哮喘是一种临床综合征。然而到了哮喘实验研究领域，情况迥然不同，93.2% 的实验研究均是采用 OVA 腹腔注射后再吸入 OVA 激发的方法，这样做的好处是实验方法简单、价格低廉，然而，临床上的哮喘发病过程中，由于异体蛋白过敏只占引发哮喘的很小的比例，即使是对异体蛋白过敏，也绝不是通过腹腔注射途径致敏的。试想，采用这样一种少见的致敏方法复制出来的哮喘动物模型用来研究哮喘的复杂发病机制和探索治疗方法，其局限性是再也明白不过了。20 余年来，我们就是一直沿着这条路子走过来，不知以后是否还会沿着这条路子走下去。另外，在从哮喘模型复制是否成功的评价上来看，存在的问题更多。在这 256 篇文章中，竟然有 59 篇文章作者在文内并没有具体介绍其复制出来的动物模型是否符合哮喘动物模型的要求，似乎只要是按照相关文献进行操作，复制出来的哮喘动物模型就天然是成功的。退一步讲，作者在文章内对哮喘模型是否成功进行的评价方法也是极为简单且不合理的。长期以来，学者认为嗜酸性粒细胞在典型哮喘发病过程中起到决定作用，相应的反映到哮喘动物模型评估方法上，则多采用观察哮喘动物模型的病理组织学，部分论文作者只是展示出几张典型的病理切片，没有提供嗜酸性粒细胞计数和百分比，好一点的做法就是计算 BALF 中嗜酸性粒细胞的数量和百分比。其实临床上哮喘的诊断只需要依据病史，包括发病诱因，症状，发生、发展规律，再加上体征，必要时加做肺功能检查即可，根本不会涉及病理组织学和 BALF 中细胞计数问题，从这个意义上讲，长期以来哮喘动物实验研究严重脱离临床实际，甚至违背了临床实践原则。把哮喘视为一种嗜酸性粒细胞增高的慢性气道炎症，这种观念是很片面的，已有多种文献报道，哮喘患者外周血或痰液中嗜酸性粒细胞增多只占半数多些，相当多的哮喘患者属于中性粒细胞增多性气道炎症或混合性气道炎症。把组织病理学中嗜酸性粒细胞增多和（或）BALF 中嗜酸性粒细胞增多作为哮喘动物模型复制成功的判断标准是十分片面和不准确的。这些文章中只有 50 篇文献测定了实验动物的气道阻力，其中只有少数测定了气道反应性。总之，无论是从动物实验模型的复制方法还是模型的评价方法来看，我国在哮喘动物实验研究中出现了很大偏差，采用这种方法进行哮喘实验研究得出的结论对于今后真正的哮喘临床实践缺乏更大的参考价值和指导意义。

大家都知道，慢性稳定期哮喘患者长期以来大多采用吸入法用药，包括氟替卡松、布地奈德或合用 LABA。哮喘急性发作期多采用氢化可的松和甲泼尼龙全身用药而不用地塞米松，因为后者半衰期长，用药时间过长会抑制下丘脑 - 垂体 - 肾上腺皮质轴，同时不良反应较多，这在 1997 年我国制定的支气管哮喘诊治指南中早已做出明确阐述，即使在哮喘急性发作期也不推荐使用地塞米松。不知为什么多年来在哮喘动物实验研究中依然使用地塞米松且多为腹腔注射，从这一点上来看，也可以反映出我国哮喘动物实验研究脱离临床实际。

18. 哮喘动物模型研究中的伦理问题

近年来，学者已经逐步认识到，作为医学研究的重要组成部分，动物模型研究也应同临床人体研究一样接受医学伦理审批和

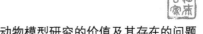

监管。所有的动物实验都应在获得伦理委员会批准后方可开始，其后必须接受伦理委员会的日常监督检查。

动物实验研究必须严格遵从以下原则。

（1）动物保护原则

审查动物实验的必要性，对实验目的、预期利益与造成动物的伤害、死亡进行综合评估。禁止无意义滥养、滥用、滥杀实验动物。制止没有科学意义和社会价值或不必要的动物实验；优化动物实验方案以保护实验动物，特别是濒危动物物种，减少不必要的动物使用数量；在不影响实验结果的科学性、可比性情况下，采取动物替代方法，使用低等级动物替代高等级动物，用非脊椎动物替代脊椎动物，用组织细胞替代整体动物，用分子生物学、人工合成材料、计算机模拟等非动物实验方法替代动物实验。

（2）动物福利原则

保证实验动物生存时，包括运输中享有最基本的权利，享有免受饥渴、生活舒适自由，享有良好的饲养和标准化的生活环境，各类实验动物管理要符合该类实验动物的操作技术规程。

（3）伦理原则

应充分考虑动物的利益，善待动物，防止或减少动物的应激、痛苦和伤害，尊重动物生命，制止针对动物的野蛮行为、采取痛苦最小的方法处置动物；实验动物项目要保证从业人员的安全；动物实验方法和目的符合人类的道德伦理标准和国际惯例。

伦理委员会对批准的动物实验项目应进行日常的福利伦理监督检查，发现问题时应明确提出整改意见，严重者应立即做出暂停实验动物项目的决议。项目结束时，项目负责人应向伦理委员会提交该项目的伦理终结报告，接受项目的伦理终结审查。

以下情况不能通过伦理委员会审查。

（1）动物实验项目的设计或实施不科学，没有利用已有的数据对实验设计方案和实验指标进行优化，没有明确科学选用实验动物种类及品系、造模方式或动物模型以提高实验的成功率。没有采用可以充分利用动物的组织器官或用较少的动物获得更多的试验数据的方法；没有体现出减小和替代实验动物使用的原则。

（2）动物实验项目的设计或实施中没有体现善待动物、关注动物生命，没有通过改进和完善实验程序，减轻或减少动物的疼痛和痛苦，减少动物不必要的处死和处死的数量。在处死动物方法上没有选择更有效的减小或缩短动物痛苦的方法。

（3）活体解剖动物或手术时不采取麻醉方法的，对实验动物的生和死处理采取违反道德伦理的、使用一些极端手段或会引起社会广泛伦理争议的动物实验。

（4）动物实验方法和目的不符合我国传统的道德伦理标准或国际惯例或属于国家明令禁止的各类动物实验。动物实验目的、结果与当代社会的期望、与科学的道德伦理相违背的。

（5）对人类或任何动物均无实际利益并导致实验动物极端痛

苦的各种动物实验。

（6）对有关实验动物新技术的使用缺少道德伦理控制的，违背人类传统生殖伦理，把动物细胞导入人类胚胎或把人类细胞导入动物胚胎中培育杂交动物的各类实验；对人类尊严的亵渎、可能引发社会巨大的伦理冲突的其他动物实验。

长期以来，我国的动物实验研究，包括哮喘动物模型研究缺乏相关动物伦理监管程序，近年来情况有所改变，涉及哮喘的动物模型研究开始接受伦理委员会的审批，但是多流于形式，今后应当进一步加强这方面的管理。

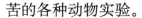

参考文献

1. 钟南山. 支气管哮喘——基础与临床. 北京：人民卫生出版社，2006：448-457.

2. 沈华浩，王苹莉. 支气管哮喘小鼠模型应用评价. 中华结核和呼吸杂志，2005，28（4）：284-286.

3. WENZEL S，HOLGATE S T. The mouse trap：it still yields few answers in asthma. Am J Respir Crit Care Med，2006，174（11）：1173-1176，discussion 1176-1178.

4. SINGER P. 动物研究中的伦理学问题. 中国医学伦理学，2004，17（2）：31-36.

5. MOSMANN T R，CHERWINSKI H，BOND M W，et al. Two types of murine

helper T cell clone. I. Definition according to profiles of lymphokine activities and secreted proteins. J Immunol, 1986, 136 (7): 2348-2357.

6. ROBINSON D S, HAMID Q, YING S, et al. Predominant Th_2-like bronchoalveolar T-lymphocyte population in atopic asthma. N Engl J Med, 1992, 326 (5): 298-304.

7. CORRY D B, IRVIN C G. Promise and pitfalls in animal-based asthma research: building a better mousetrap. Immunol Res, 2006, 35 (3): 279-294.

8. SHAPIRO S D. Animal models of asthma: pro: allergic avoidance of animal (model[s]) is not an option. Am J Respir Crit Care Med, 2006, 174 (11): 1171-1173.

9. BATES J, IRVIN C, BRUSASCO V, et al. The use and misuse of Penh in animal models of lung disease. Am J Respir Cell Mol Biol, 2004, 31 (3): 373-374.

10. VENEMA C M, PATTERSON C C. Feline asthma: what's new and where might clinical practice be heading?J Feline Med Surg, 2010, 12 (9): 681-692.

11. HERSZBERG B, RAMOS-BARBÓN D, TAMAOKA M, et al. Heaves, an asthma-like equine disease, involves airway smooth muscle remodeling. J Allergy Clin Immunol, 2006, 118 (2): 382-388.

12. YIAMOUYIANNIS C A, SCHRAMM C M, PUDDINGTON L, et al. Shifts in lung lymphocyte profiles correlate with the sequential development of acute allergic and chronic tolerant stages in a murine asthma model. Am J Pathol, 1999, 154 (6): 1911-1921.

13. MCALLEN M K, ASSEM E S, MAUNSELL K. House-dust mite asthma.

中国医学临床百家

Results of challenge tests on five criteria with Dermatophagoides pteronyssinus. Br Med J, 1970, 2 (5708): 501-504.

14. MAUNSELL K, WRAITH D G, CUNNINGTON A M. Mites and house-dust allergy in bronchial asthma. Lancet, 1968, 1 (7555): 1267-1270.

15. JOHNSON J R, WILEY R E, FATTOUH R, et al. Continuous exposure to house dust mite elicits chronic airway inflammation and structural remodeling. Am J Respir Crit Care Med, 2004, 169 (3): 378-385.

16. BATES J H T, RINCON M, IRVIN C G. Animal models of asthma. Am J Physiol Lung Cell Mol Physiol, 2009, 297 (3): L401-L410.

17. GOPLEN N, KARIM M Z, LIANG Q L, et al. Combined sensitization of mice to extracts of dust mite, ragweed, and Aspergillus species breaks through tolerance and establishes chronic features of asthma. J Allergy Clin Immunol, 2009, 123 (4): 925-932, e11.

18. SCHWARZE J, GELFAND E W. Respiratory viral infections as promoters of allergic sensitization and asthma in animal models. Eur Respir J, 2002, 19 (2): 341-349.

19. WARD M D, MADISON S L, SAILSTAD D M, et al. Allergen-triggered airway hyperresponsiveness and lung pathology in mice sensitized with the biopesticide Metarhizium anisopliae. Toxicology, 2000, 143 (2): 141-154.

20. SHEN H H, OCHKUR S I, MCGARRY M P, et al. A causative relationship exists between eosinophils and the development of allergic pulmonary pathologies in the mouse. J Immunol, 2003, 170 (6): 3296-3305.

中国医学临床百家

21. VAN OOSTERHOUT A J, FATTAH D, VAN ARK I, et al. Eosinophil infiltration precedes development of airway hyperreactivity and mucosal exudation after intranasal administration of interleukin-5 to mice. J Allergy Clin Immunol, 1995, 96 (1): 104-112.

22. TEMELKOVSKI J, HOGAN S P, SHEPHERD D P, et al. An improved murine model of asthma: selective airway inflammation, epithelial lesions and increased methacholine responsiveness following chronic exposure to aerosolised allergen. Thorax, 1998, 53 (10): 849-856.

23. OCHKUR S I, JACOBSEN E A, PROTHEROE C A, et al. Coexpression of IL-5 and eotaxin-2 in mice creates an eosinophil-dependent model of respiratory inflammation with characteristics of severe asthma. J Immunol, 2007, 178 (12): 7879-7889.

24. ITO K, HERBERT C, SIEGLE J S, et al. Steroid-resistant neutrophilic inflammation in a mouse model of an acute exacerbation of asthma. Am J Respir Cell Mol Biol, 2008, 39 (5): 543-550.

25. THERIEN A G, BERNIER V, WEICKER S, et al. Adenovirus IL-13-induced airway disease in mice: a corticosteroid-resistant model of severe asthma. Am J Respir Cell Mol Biol, 2008, 39 (1): 26-35.

26. DAKHAMA A, BRAMLEY A M, CHAN N G, et al. Effect of respiratory syncytial virus on subsequent allergic sensitization to ovalbumin in guinea-pigs. Eur Respir J, 1999, 13 (5): 976-982.

27. PEEBLES JR R S, SHELLER J R, JOHNSON J E, et al. Respiratory

syncytial virus infection prolongs methacholine-induced airway hyperresponsiveness in ovalbumin-sensitized mice. J Med Virol，1999，57（2）：186-192.

28. KONDO Y，MATSUSE H，MACHIDA I，et al. Effects of primary and secondary low-grade respiratory syncytial virus infections in a murine model of asthma. Clin Exp Allergy，2004，34（8）：1307-1313.

29. 沈华浩，王苹莉. 如何评价哮喘动物模型. 医学与哲学：临床决策论坛版，2007（8）：13-15.

30. 刘传合，薛全福，陈育智. 支气管哮喘动物模型的研究状况. 中华结核和呼吸杂志，2000，23（11）：647.

31. 王凯，沈华浩. 哮喘动物模型中存在的问题 // 林江涛，殷凯生. 哮喘防治新进展专题笔谈. 北京：人民卫生出版社，2008：312-321.

32. 何权瀛. 对某些呼吸系疾病动物实验研究的几点思考. 中华结核和呼吸杂志，1999，22（8）：490.

33. 刘阳，何权瀛. 有关我国支气管哮喘动物实验研究中糖皮质激素应用的回顾性研究. 国际呼吸杂志，2014（15）：1132-1135.

34. 施焕中. 正确认识和合理应用支气管哮喘的动物模型. 中华结核和呼吸杂志，2005，28（11）：749-750.

35. 黄华琼，沈华浩. 哮喘动物模型建立方法和评价 // 王辰. 呼吸与危重医学. 北京：人民卫生出版社，2012：207-214.

36. 董亮，曹柳兆，刘甜. 哮喘气道重塑研究与治疗中面临的挑战 // 陈荣昌. 呼吸与危重医学. 北京：人民卫生出版社，2017：105-109.

37. 董亮. 支气管哮喘气道重塑新进展 // 陈荣昌. 呼吸与危重医学. 北京：

人民卫生出版社，2017：169-174.

38. HOLGATE S T，DAVIES D E，LACKIE P M，et al. Epithelial-mesenchymal interactions in the pathogenesis of asthma. J Allergy Clin Immunol, 2000, 105 (2 Pt 1)：193-204.

39. 曹足，潘频华，谭洪毅，等 . 抗神经生长因子抗体对支气管哮喘小鼠肺组织自噬水平的影响 . 中华结核和呼吸杂志，2014，37（7）：507-511.

40. 季伟，陈煦艳，胡玉敏，等 . B7-1 阻断剂对实验性小鼠支气管哮喘的治疗作用 . 中华结核和呼吸杂志，2006，29（11）：779-780.

41. 修清玉，陈吉泉，陈海兵，等 . 白细胞介素 12 重组腺病毒气道内应用对哮喘豚鼠治疗作用的研究 . 中华结核和呼吸杂志，2001，24（5）：298-301.

42. 陈欣，林江涛，周童亮，等 . 雾化吸入白细胞介素 -12 对小鼠哮喘模型气道炎症和辅助 T 细胞亚群的影响 . 中华内科杂志，2002，41（5）：313-316.

43. 李和权，邵传森，谢强敏 . 鼠白细胞介素 12 质粒对小鼠支气管哮喘模型气道炎症及细胞因子的影响 . 中华结核和呼吸杂志，2003，26（6）：354-357.

44. 刘国梁，施举红，林耀广，等 . *T-bet* 基因修饰树突细胞对哮喘模型小鼠气道炎症的阻抑和逆转作用 . 中华医学杂志，2009，89（8）：519-523.

45. 杨沫毅，李金秀，刘绍坤，等 . *T-bet* 对支气管哮喘小鼠 Th_{17} 细胞增殖和致炎机能的影响 . 中华结核和呼吸杂志，2010，33（9）：704-705.

46. 李建国，胡晓文，檀卫平，等 . γ 干扰素质粒基因转染对支气管哮喘小鼠气道炎症的影响 . 中华结核和呼吸杂志，2005，28（8）：530-533.

47. 陈彬，高占成 . γ 干扰素转基因表达对过敏小鼠模型的治疗作用及其机制研究 . 中华结核和呼吸杂志，2005，28（5）：315-319.

48. 成争艳, 史小玲, 何光彤, 等. 热休克蛋白 70/CD_ (80) 嵌合疫苗对支气管哮喘小鼠的影响. 中华结核和呼吸杂志, 2009, 32 (9)：716-717.

49. 金美玲, 蔡映云, 袁正宏, 等. 免疫刺激 DNA 序列与过敏原联用对哮喘小鼠模型气道过敏性炎症的作用. 中华结核和呼吸杂志, 2002, 25 (9)：542-545.

50. 王健, 张军, 龙宪连, 等. 重组可诱导共刺激分子融合蛋白治疗过敏性支气管哮喘小鼠的实验研究. 中华结核和呼吸杂志, 2005, 28 (6)：398-402.

51. 曹娟, 陈建辉, 朱述阳. 瘦素对支气管哮喘大鼠气道炎症及 Th_1/Th_2 细胞因子表达作用的影响. 中华结核和呼吸杂志, 2009, 32 (3)：171-176.

52. 曹雯, 杜永成, 李毅, 等. 烟雾暴露对支气管哮喘大鼠 CCR7 和 Th_1/Th_2 细胞因子表达的影响. 中华医学杂志, 2018, 98 (28)：2264-2268.

53. 蒋毅, 杜永成, 许建英. 香烟烟雾暴露对支气管哮喘大鼠 $CD4^+ CD25^+$ 调节性 T 细胞及转录因子 Foxp3 表达的影响. 中华结核和呼吸杂志, 2010, 33 (8)：582-586.

54. 吴升华, 殷佩玲, 张永梅, 等. 吸入脂氧素 A_4 对支气管哮喘小鼠气道炎症调节 Th_1/Th_2 失衡的影响. 中华结核和呼吸杂志, 2009, 32 (5)：386-387.

55. 杨光, 庞庆丰, 吴长毅, 等. 乳酸菌表达的白细胞介素 12 对支气管哮喘小鼠的免疫调节. 中华结核和呼吸杂志, 2006, 29 (5)：349-350.

56. 冼乐武, 梁宗安, 刘春涛. 支气管哮喘大鼠单个核细胞 Th_1/Th_2 的变化及孟鲁司特的干预作用. 中华结核和呼吸杂志, 2003, 26 (5)：312-313.

57. 熊亮, 陶晓南, 白明, 等. 川芎嗪与地塞米松对支气管哮喘大鼠 GATA 结合蛋白 3/ 淋巴细胞 T 盒的作用. 中华结核和呼吸杂志, 2007, 30 (12)：953-954.

58. 宋丽君, 王朝霞, 迟宝荣, 等. 甘草酸二铵对支气管哮喘辅助 T 细胞 1/2

偏移调节作用的实验研究.中华医学杂志，2007，87（40）：2865-2867.

59. 孙洪涛，林江涛，王群，等.哮喘大鼠淋巴细胞亚群失衡以及糖皮质激素和雷公藤对其影响.中华医学杂志，2000，80（4）：317-318.

60. 李昌崇，胡晓光，陈小芳，等.牛膝多糖对幼年哮喘大鼠模型气道炎症的影响.中华结核和呼吸杂志，2003，26（10）：644-645.

61. 金淑贤，殷凯生，卞涛，等.咪唑莫特对支气管哮喘小鼠 Th_2 型细胞趋化因子表达的影响.中华结核和呼吸杂志，2006，29（3）：205-207.

62. 吴巧珍，殷凯生，王祥.咪唑莫特对支气管哮喘大鼠辅助性 T 淋巴细胞亚群的作用.中华结核和呼吸杂志，2004，27（5）：355-357.

63. 王晓栋，黎莉，沈南，等. Th_1/Th_2 失衡在初发系统性红斑狼疮患者中的研究.中华风湿病学杂志，2002，6（5）：316-319.

64. 丁黎萍，李莉佳，高奇，等.老年 COPD 患者 Th_1/Th_2 变化及临床意义.贵州医药，2003，27（3）：219-220.

65. 唐亚梅，陈志衡，唐爱国. Th_1/Th_2 型细胞因子失衡与自身免疫性甲状腺疾病的关系研究.中国医师杂志，2005，7（7）：876-878.

66. 胥萍，施美华，费晓峰，等.肺结核患者外周血中 Th 细胞极化偏移及临床意义分析.中国免疫学杂志，2010，26（2）：178-181，185.

67. 许自川，曾雪琪，党西强，等. Th_1/Th_2 迁移与紫癜性肾炎的研究进展.国际病理科学与临床杂志，2007，27（1）：64-67.

68. 郑春燕，肖伟.肺癌患者外周血单个核细胞 Th_1/Th_2 反应状态及黄芪的调节作用.中国免疫学杂志，2002，18（7）：502-504.

69. 秦卫兵. Th_1 和 Th_2 细胞在体内的分化.国外医学：免疫学分册，2002，25（1）：42-46.

70. 赵晓燕，谢强敏，陈季强，等．母牛分枝杆菌菌苗对哮喘豚鼠气道收缩和炎症反应的影响．中华结核和呼吸杂志，2003，26（4）：218-222.

71. 赵云峰，罗永艾，黄习臣．母牛分枝杆菌菌苗对支气管哮喘豚鼠的免疫预防作用．中华结核和呼吸杂志，2005，28（12）：859.

72. 谢世光，张伟．卡介菌多糖核酸对哮喘小鼠 Th_1/Th_2 类某些细胞因子分泌的影响．中华结核和呼吸杂志，2002，25（2）：77.

73. 王苹莉，沈华浩，王绍斌，等．减毒活菌卡介苗对哮喘小鼠气道炎症及外周血 Th_1/Th_2 平衡的影响．中华内科杂志，2004，43（7）：542-543.

74. 谢强敏，卞如濂，吴康松，等．微卡对致敏小鼠气道炎症和 Th_1/Th_2 比例变化的影响．中华结核和呼吸杂志，2002，25（8）：488-491.

75. 季蓉，何权瀛．对中性粒细胞在哮喘发病机制中的新认识．国外医学：呼吸系统分册，2005，25（4）：314-316.

76. 沈华浩．哮喘沈华浩2016观点．北京：科学技术文献出版社，2017：47.

77. 支气管哮喘的定义、诊断、严重度分级及疗效判断标准（修正方案）．中华结核和呼吸杂志，1993，16（Z1）：5-10.

78. 中华医学会呼吸病学分会哮喘学组．支气管哮喘控制的中国专家共识．中华内科杂志，2013，52（5）：440-443.

79. DOUWES J，GIBSON P，PEKKANEN J，et al. Non-eosinophilic asthma：importance and possible mechanisms. Thorax，2002，57（7）：643-648.

80. BARNES P J. Corticosteroid resistance in patients with asthma and chronic obstructive pulmonary disease. J Allergy Clin Immunol，2013，131（3）：636-645.

81. CHUNG K F. Neutrophilic asthma：a distinct target for treatment?Lancet Respir Med，2016，4（10）：765-767.

82. 张永明，林江涛，苏楠，等. 支气管哮喘患者气道炎症表型研究. 中华结核和呼吸杂志，2015，38（5）：348-351.

83. 中华医学会呼吸病学分会哮喘学组. 支气管哮喘防治指南（支气管哮喘的定义、诊断、治疗、疗效判断标准及教育和管理方案）. 中华结核和呼吸杂志，1997，20（5）：261-267.

支气管哮喘患者的长期教育和管理：以北京大学人民医院哮喘教育管理模式为例

1994 年，在美国国立卫生研究院心肺血液研究所与世界卫生组织的共同努力下，共有 17 个国家的 30 余位专家组成一个小组，制定关于哮喘管理和预防的全球策略，并出版《全球哮喘防治创议》（GINA），其中包括哮喘的技术性讨论和哮喘的管理、有关临床建议的科学理论和来自科学文献的专业引证。以 GINA 为依据，还出版了《哮喘的管理和预防》。1992 年 12 月，在广东中山召开了我国第一届全国哮喘学术大会，大会通过的《支气管哮喘的定义、诊断、严重度分级及疗效判断标准（修正方案）》，后公开发表于 1993 年《中华结核和呼吸杂志》第 16 卷哮喘增刊上。实际上这就是我国第一份哮喘诊治指南，标志着我国的哮喘防治工作进入了一个新阶段，具有里程碑式的意义。杂志同期配发了钟南山教授撰写的述评——《为提高我国哮喘防治水平而努力》，该述评最后一段提出，加强对患者的教育是提高哮喘防治水平的重要环节，并提出一些具体建议，颇具战略眼光。但其后，我国制定的哮喘诊治指南中并未包括哮喘患者的教育和管理内容，直到1997年修订的《支气管哮喘防治指南（支气管哮喘的定义、诊断、治疗、疗效判断标准及教育和管理方案）》中才系统地介绍了有关哮喘教育管理的各个方面。

近年来，现代医学对支气管哮喘的认识有了飞跃式的发展，相应的防治策略也有了长足的进步。GINA的制定和修改、我国哮喘防治指南的制定和不断修改可充分说明这一点。概括起来，近年来现代医学对于哮喘认识的进展主要表现为如下4个方面。

（1）通过纤维支气管镜支气管黏膜活检、痰和BALF检测明确了支气管哮喘的本质是一种慢性变应性气道炎症，即使在缓解期，气道壁内仍旧存在这种炎症，并且初步明晰了参与这种炎症的细胞及其成分。

（2）通过大量的动物实验和临床研究证明，应用糖皮质激素可以有效地控制哮喘患者的气道炎症，为全面控制哮喘奠定了扎实的基础。

（3）确定了以吸入用药技术为主的给药方法。吸入用药不仅具有起效快、用药方便等优点，而且不良反应少，使长期应用糖皮质激素治疗哮喘变为可能。

（4）制定了依据病情程度实施规范治疗，在治疗过程中依据病情变化和治疗反应及时调整用药的阶梯疗法。

2006年，GINA提出完全控制哮喘的标准是白天无症状（或每周症状少于或等于 2 次）；日常活动不受限制，包括运动不受限制；没有夜间哮喘和因哮喘发作而憋醒；平时不需要使用缓解症状的药物（或每周用药次数少于或等于 2 次）；肺功能指标正常或接近正常；无哮喘急性加重。实践表明，如果切实执行国内外制定的哮喘防治指南，完全可以有效、全面地控制哮喘，达到 GINA 指南中提出的 8 项要求。然而，事实上并不像我们所期望的那样顺利。

前几年，对包括中国、美国、法国、瑞典、意大利、马来西亚等 16 个国家 8500 余名哮喘患者的一系列调查结果显示，相当多哮喘患者的症状没有得到很好的控制，日常活动受限，非预约的门诊就诊率、急诊就诊率仍旧很高。美国、欧洲有症状的哮喘患者吸入糖皮质激素的比例分别为 35%、41%，亚太地区的比例尚不到 15%。因此，即使在美国和欧洲，与 GINA 中哮喘控制目标尚有很大距离。

从 1995 年 GINA 正式问世至今已逾 20 年，为什么我们还不能实现 GINA 提出的目标？这中间到底出了一些什么问题？冷静分析起来，不外乎以下 3 个方面的原因：

- 医师对于 GINA 的理解、认识不充分，在医疗实践中没有认真地执行其防控原则。
- 哮喘患者不了解 GINA 中与之相关的内容。
- 医患沟通不充分，缺少基本的沟通和共识。

其实，现代医学的任何一项进步和发展都需要医患双方的沟通、配合、协调，医学的任何变革成果最后都必须落实到患者身上，否则就会造成医患脱节。在贯彻 GINA 方案的过程中，除了某些不发达地区存在治疗药品短缺外，目前最突出的问题就是哮喘患者用药依从性差或吸入用药方法不正确，这些问题不解决，贯彻 GINA 方案只能是一句空话。长期以来，医患双方在医学信息的掌握上存在着严重的不对称。试想，医师对哮喘的本质认识得再清楚，对应用糖皮质激素的重要性认识得再充分，对于吸入疗法的优点了解得再全面，如果仍旧固守原有的医疗服务模式，每天坐在诊室中或巡回于病床旁，仅仅是忙于写处方、开医嘱，而不对哮喘患者反复进行耐心、细致的宣传教育，不认真教会哮喘患者掌握吸入用药技术，不对哮喘患者进行长期、规范的随访和管理，患者对哮喘的认识水平仍旧只能停留在 20 世纪 60—70 年代的水平，还总是希望和幻想医师能够给他们一种或几种口服药，或注射几针平喘药彻底治愈哮喘，达到一劳永逸的结果，这何其荒谬？长期以来，我国老百姓生病后总是习惯于打针吃药，对吸入用药则颇有顾虑，担心用久了会产生依赖性或成瘾，尤其是对吸入糖皮质激素，更是顾虑重重，以致抵触应用糖皮质激素，对"激素"的恐惧几乎遍及所有患者。试想，如果医患双方在上述一系列问题上存在界沟、隔阂，GINA 方案如何才能落到实处？所以，现代医学各种进展的落实必须始终建立在与旧的习惯势力不断斗争的基础之上。

正因为哮喘是一种反复发作的慢性呼吸道疾病，因而需要进行长期规范的防治，在这个过程中，必须得到哮喘患者及其家属的大力支持和密切配合。实践表明，哮喘患者的教育和管理是哮喘防治工作中十分重要的组成部分。通过哮喘教育可以显著地提高哮喘患者对于疾病的认识，更好地配合治疗和预防，提高哮喘患者防治依从性，达到减少哮喘发作频率、维持病情长期稳定、提高生活质量、减少医疗经费开支的目的。

19. 哮喘教育的内容、注意事项与目标

哮喘教育应当包括哮喘的初级预防、二级预防和哮喘的长期管理。我们应当根据不同对象和具体情况，采用适当、灵活多样、为患者及其家属乐于接受的方式进行系统教育。

每一位哮喘患者在初次就诊时，首诊医师应当为其提供一些基本、必要的资料，包括防治哮喘的相关知识和进行防治哮喘的技能。之后，通过各种途径对哮喘患者反复进行宣传、教育。哮喘教育的初级内容包括以下 12 项。

（1）使患者相信通过长期、规范的治疗完全可以有效地控制哮喘。

（2）了解可以诱发哮喘的各种因素，结合每位患者的具体情况，找出各自的促（诱）发因素，以及避免诱因的方法，如减少变应原吸入，避免剧烈运动，禁用诱发哮喘的药物等。

（3）简单了解哮喘的本质和发病机制，知道哮喘的本质是慢

性气道变应性炎症，而这种炎症与肺炎、扁桃腺炎不同，不需要应用抗菌药物治疗。

（4）熟悉哮喘发作先兆表现及相应处理办法。

（5）了解峰流速仪的构造、测定方法、记录方法，学会自行监测病情变化的技术，并对结果进行判定，即了解其临床意义，包括根据 PEF 水平设置红黄绿三区的意义和 PEF 变异率的计算方法，并鼓励记录哮喘日记。

（6）学会在哮喘发作时进行简单的紧急自我处理办法。

（7）初步了解常用的治疗哮喘药物的作用特点、正确用法，知道哪些药物需要规律应用，哪些药物是按需应用，并了解各种药物的不良反应及如何减少、避免这些不良反应。

（8）掌握正确使用各种定量吸入用药技术。

（9）根据病情程度，医患双方联合制定出初步治疗方案，并预约下次就诊时间。

（10）认识哮喘加重恶化的征象并知道此时应该采取的相应办法。

（11）知道什么情况下应去医院就诊或急诊。

（12）了解心理因素在哮喘发病和治疗中的作用，掌握必要的心理调适技术。

初级教育后应进一步采取一切必要措施对患者进行长期系统管理，定期强化有关哮喘规范治疗的内容，提高哮喘患者对哮喘的认识水平和防治哮喘的技能，重点是吸入用药技术和落实环境控制措施，定期评估病情和治疗效果。提高哮喘患者对医护人员的信任度，改善哮喘患者防治疾病的依从性。具体内容和注意事项包括以下9项。

（1）鼓励哮喘患者在哮喘管理过程中与医护人员建立伙伴关系，并认识到哮喘教育是一个持续不断的过程。

（2）教会患者根据症状和肺功能监测结果（PEF）准确评价哮喘的严重程度和治疗效果。

（3）避免和控制哮喘促（诱）发因素，降低复发风险。

（4）制定哮喘长期管理的用药计划，并教会哮喘患者根据病情变化及时调整治疗方案，制定出哮喘发作期的紧急处理方案和防止哮喘复发、保持长期稳定的方案。

（5）建立健全长期定期随访和评估制度，在这个过程中自我评价和自我管理是一个有机的整体。

（6）哮喘教育过程中应当尽可能取得哮喘患者的家属和朋友、领导、老师的支持。

（7）哮喘教育应当形式多样、讲求实效，尤其是应当与多种医疗实践结合在一起，将哮喘教育贯穿于一切医疗活动中。

（8）对于哮喘患者的教育要注意个体化，并遵照循序渐进原则，多次强化，逐渐深入。

（9）医师的自我教育和提高是进行哮喘教育的基础，应当将医师继续教育纳入哮喘教育计划内，通过各种途径不断提高医师对哮喘的认识水平，不断更新知识储备，提高医师对哮喘教育重要性的认识，吸引鼓励更多的医师参与此项工作，并经常强化医师参与哮喘教育的意识。

哮喘长期管理的目标是以下 9 项。

（1）哮喘患者对防治措施有良好的依从性。

（2）尽可能控制、消除有关症状，达到夜间无症状。

（3）预防、控制哮喘发作，使患者到医院就诊的次数降到最低限度。

（4）使患者的肺功能尽可能接近正常水平。

（5）保证患者能参加正常活动，包括体育运动。将因病误工、误学时间降到最低限度。

（6）少用或不用短效 β_2 激动剂也能控制病情。

（7）使药物不良反应发生率降至最低，最好无不良反应。

（8）尽量使哮喘患者不发生不可逆性气道阻塞。

（9）降低哮喘患者发生猝死的概率。

20. 创建"三位一体"的哮喘教育管理模式

经过多年的实践和摸索，我们成功地建立了"三位一体"的哮喘教育管理模式，这种模式由以下 3 个部分组成。

（1）哮喘专病门诊

这是防控哮喘的第一线，也是进行哮喘教育的启蒙处、起始点。每周有两段固定门诊时间，由专门医师负责出诊，医师负责哮喘的诊断、制定初步治疗方案、随访调整治疗方案等工作。凡是被确诊的哮喘患者应当知道自己的治疗方案，取药后均被推荐至哮喘宣教中心接受专职人员的指导，包括学会正确的用药方法和监测病情方法，并可在哮喘宣教中心办理加入哮喘患者协会的手续，建立哮喘随访档案，以便今后参加哮喘患者协会活动和接受定期随访。

（2）哮喘宣教中心

这是哮喘专病门诊的延续，又是连接哮喘专病门诊和哮喘患者协会的纽带和桥梁。一名受聘医师或高年资护士专门负责接待每日门诊和住院的所有哮喘患者，指导每名患者掌握正确的吸入用药技术和峰流速仪的使用方法，吸收愿意进入哮喘患者协会的患者入会，为长期在医院就医的哮喘患者建立哮喘档案、记录病情资料；定期通知患者随访复查，以便给予进一步指导；随时向患者发放或播放与哮喘有关的各种文字和影像宣传资料等，并负责协助哮喘患者协会组织患者的宣传教育活动。

（3）哮喘患者协会

这是对哮喘患者进行大规模宣传教育的平台，又是广大哮喘患者互相交流防控哮喘的心得体会，互相鼓励、学习和自我教育的大课堂。哮喘患者协会的宗旨是：最大限度地调动起哮喘患者及其家属防治哮喘的积极性，努力贯彻 GINA 方案，提高哮喘患者防病治病水平，通过患者自身示范和辐射作用，使更多的哮喘患者最大限度地享受现代医学科学技术所能提供的益处。对患者自己，减轻痛苦，改善生活质量；对国家，减轻社会负担，为人民做出更多贡献。各项活动均由患者联络组（5 人）和医学咨询组（4 人）负责组织实施。哮喘患者协会每个季度利用一个双休日组织一次大型活动（均为免费），每年 4 次，每次活动时间为 2 小时。活动前 2～3 周由医学咨询组以书信方式向全体会员发出活动通知，会员可根据自身情况决定是否参加当次活动，每次参加人数为 100～150 人。活动由患者联络组成员轮流主持，每年度活动内容由患者联络组事先收集会员意见后，再与医学咨询组共同商定。哮喘患者协会的活动包括哮喘防治知识系列讲座、哮喘基本知识问答竞赛、患者经验交流会、生活质量展示会和咨询活动等多种形式，以 GINA 和我国哮喘防治指南为基础进行循环式普及，不断强化会员们的哮喘防治知识。每次活动中均安排一定时间向患者强调药物吸入疗法的重要性和演示使用要点，介绍监测肺功能的意义和峰流速仪的使用方法等。

北京大学人民医院从 1993 年开始进行对哮喘患者的宣传、教育和管理工作，至今已坚持了 28 年。开始从不定期举办哮喘患者学习班、联谊会，最后发展为每年定期举办大型的哮喘患者协会宣传教育活动，系统地宣讲哮喘病因、临床表现、病情评估、治疗和预防发作的方法。活动形式多样、内容生动活泼，既有讲座，又有咨询、患者经验介绍、知识竞赛等。在上述活动中，我们一直注意抓住以下 3 个要点：①抓疾病本质：反复不断地强化患者对哮喘本质的认识，即气道慢性炎症。②抓基本用药：反复强调糖皮质激素对控制哮喘气道炎症具有重要作用。③抓病情监测：将检查和提高患者吸入用药技术、演练 PEF 测定方法贯穿于全部活动之中。

我们力图做到通过上述 3 个环节使广大哮喘患者最大限度地享受现代医学科学技术所带来的益处。在整个宣传教育、管理哮喘患者过程中始终强调知（全面了解哮喘防治相关知识）、信（相信现代医学知识，抵制各种伪科学宣传）、行（认真学习落实防控哮喘的各项措施）3 个环节。

"一分预防胜过十分治疗"，哮喘的诱因繁多，预防起来相对比较麻烦，为此，我们总结编写了"从衣、食、住、行方面谈如何有效地预防支气管哮喘的发作""职业与哮喘"等资料发放给每位到门诊就诊的哮喘患者，让患者学会自我预防疾病的方法，为出院的哮喘患者编印"给出院哮喘患者的一封信"，包括"哮喘的阶梯治疗方案与最终治疗目标""支气管哮喘发作的先兆及处理方法""哮喘急性发作时的家庭内紧急处理方案""急需到门（急）诊就诊的条件（指征）""努力控制哮喘发作（避免诱因）"等 5 部分内容。结合医疗实践中发现的问题，我们还编写了"谈谈哮喘防治中的几种误区""与您的主管医师共同制定长期预防和治疗计划""支气管哮端的治疗应遵循个体化原则"等宣传材料，免费发放给所有来北京大学人民医院就诊的哮喘患者。为使更多的支气管哮喘患者和有关医务人员全面认识和了解哮喘，我们先后编写出版了《支气管哮喘 / 知名专家进社区谈医说病》《哮喘病人谈哮喘——但愿从此不再喘》两本科普书籍。

（4）长期教育和管理效果的评估

北京大学人民医院呼吸内科多年来的实践取得了显著效果，多次哮喘防控效果评估表明"三位一体"的哮喘教育管理工作可以显著提高哮喘控制水平，建立和谐的医患关系。

2004 年，我们对参加过医院哮喘教育管理的 128 位患者进行了一次问卷调查，了解患者对哮喘的认知水平、用药情况、病情控制状况，并与亚太地区哮喘现状研究结果进行比较。结果显示，128 例被调查哮喘患者的病情程度为轻度间歇期、轻度持续期、中度持续期、重度持续期的分别占 18.8%、21.1%、46.9% 和 13.2%；近 1 个月日间、夜间症状发生频率分别为 43.8% 和 3.6%；每周至少出现 1 次昼、夜间症状的患者比例分别为 31.3% 和 14.1%；既往曾行肺功能检查者占 85.9%；哮喘患者能够明确认识哮喘的炎症本质、认识吸入用药技术对哮喘的意义、了解并注意预防哮喘诱因的占比分别为 85.9%、93.0%、76.6%；了解 PEF、拥有峰流速仪和每天监测 PEF 的比例分别为 71.9%、61.7%、18.8%；接受过吸入用药技术培训的占 96.9%，能够较好掌握吸入用药技术的占 93.8%，目前正在应用 ICS 的患者占 75%，曾经与医师共同制定治疗计划的占 68%，定期随访率为 35.2%，自我评价能配合治疗的占 78.9%，治疗满意者占 82%，对医师表示信任的占 90.6%，每年因哮喘发作或加剧急诊就诊、住院、因哮喘误工比例分别占 10.2%、4.7%、11.7%。上述结果均显著优于亚太地区哮喘现状调研结果报道的平均水平，其中有些指标已达到或超过欧美地区。对哮喘患者进行长期系统的教育和管理可以明显提高哮喘患者对疾病的认识水平，提高患者对医师的信任程度，使患者能够更好地配合医师做好预防疾病、监测病情、合理用药，并最终达到控制哮喘的目的。此外，哮喘教育管理工作还可以大大地改善医患关系，减少医疗纠纷，有力地促进哮喘教学和科研工作的进步。

2005 年 4—6 月，我们又连续不加选择地分别对在医院参加过"三位一体"哮喘教育管理的门诊哮喘患者（教育组，56 例）和在北京市另外一家三级甲等医院呼吸内科就诊但未接受过系统的哮喘教育管理的门诊哮喘患者（对照组，30 例）进行面对面访谈式问卷调查。评估两组患者防治哮喘的知识、态度和行为水平，病情控制水平和哮喘生活质量，非预约门诊就医、急诊就医和住院情况，医疗费用和误工情况等。结果显示：①两组中，知道哮喘是一种慢性疾病的分别占 100.0% 和 66.7%；知道哮喘炎症本质的分别占 83.6%、20.0%；知道吸入用药技术是治疗哮喘首选用药方法的分别占 100%、63.3%；知道糖皮质激素是目前治疗哮喘最有效药物的分别占 90.4%、43.3%；知道吸入型药物正确用法的分别占 98.6%、86.7%；知道峰流速仪为肺功能监测工具的分别占 93.2%、20.0%；清楚哮喘治疗目标的分别占 97.3%、60.0%。上述指标中，两组间差异均有统计学意义

（$P < 0.05$）。②教育组在选择固定医师看病、遵医嘱用药和遵医嘱接受随访的比例分别为 82.2%、65.8%、65.8%，而对照组分别为 13.3%、33.3%、40.0%。两组间差异有统计学意义（$P < 0.05$），这提示教育组患者具有更好的依从性。③两组曾接受长时间（3 个月以上）ICS 治疗的分别占 94.5%、36.7%；现正在进行 ICS 治疗的分别占 82.2%、36.7%；掌握正确吸入用药技术的分别占 98.6%、86.7%；拥有峰流速仪的分别占 78.1%、26.7%；经常监测峰流速值的分别占 47.9%、3.3%；记录峰流速值的分别占 42.5%、3.3%；将峰流速记录值提供给医师参考的分别占 34.2%、3.3%。两组间差异均有统计学意义（$P < 0.01$）。④近 2 个月，两组病情的良好控制率分别为 60.7% 和 10.0%；生活质量评分分别为（155±12）分和（132±24）分，教育组好于对照组。两组间差异有统计学意义（$P < 0.01$）。⑤近 1 年，教育组发生非预约门诊就医、急诊就医和误工的患者分别占 16.1%、7.1% 和 0，而对照组分别占 66.7%、40.0% 和 33.3%。两组间差异均有统计学意义（$P < 0.01$）。⑥教育组中人均非预约门诊就医和急诊就医次数分别为（0.5±1.7）次和（0.2±0.6）次，对照组分别为（2.1±2.8）次和（0.6±0.9）次。两组间各项差异均有统计学意义（$P < 0.01$）。⑦两组年医疗费用分别为（1758±1973）元和（3534±5399）元，教育组的年医疗费用均数较对照组少近 1800 元。由此可见，"三位一体"的哮喘教育管理模式对哮喘患者进行长期系统教育管理可明显改变患者防治哮喘的认识、态度和行

为，进而使其病情控制水平和生活质量得到提高，并可减少患者对医疗资源的利用和误工情况，产生良好的近期、中期和远期效果。"三位一体"的哮喘教育管理模式适合在中国大中城市医院中推广。

为了进一步评价"三位一体"支气管哮喘教育管理模式对支气管哮喘患者病情控制水平的作用，2007年，由经过培训的北京6所大型教学医院的呼吸内科医师，以面对面问卷调查的方式连续不加选择地调研各自医院门诊成年支气管哮喘患者的病情控制水平，比较"三位一体"教育和管理模式下的支气管哮喘患者（教育组，100例）与未进行"三位一体"系统教育管理的支气管哮喘患者（对照组，427例）的问卷调查结果。教育组支气管哮喘控制测试（asthma control test，ACT）评分达20分以上的占85%，显著高于对照组的37%，（X^2=74.345，$P < 0.01$）；过去1年中，教育组因支气管哮喘加重住院、急诊就诊、误工的分别占4%、18%、20%，显著低于对照组的23%、32%、55%（X^2分别为19.431、7.515、17.853，P均小于0.01）。"三位一体"支气管哮喘教育管理模式可以显著提高患者的病情控制水平。

为了调查北京大学人民医院支气管哮喘患者协会会员的病情控制情况，比较并评估患者自我评价、ACT评分和PEF测定结果，我们以2007年9月29日前来参加哮喘患者协会活动的会员为研究对象，首先由会员本人对其病情进行自我评价，而后填写ACT问卷和进行PEF测定，并对会员糖皮质激素的使用情况进行调查。参加测试的患者76例，平均年龄为（60.6±11.5）岁。在自我评价中，达到稳定或偶尔发作的比例为89.5%；ACT问卷结果达到良好控制以上水平的为75%；PEF测定中，PEF测定值处在绿区的占50.8%，PEF测定值处在黄区的占36.1%。自我评价结果与ACT评价结果符合者占全部测试患者的40.6%，自我评价高于ACT的占56.3%。PEF与ACT评价结果比较绿区组27例，ACT分值平均为（21.33±3.44）分；黄区组17例，ACT分值平均为（21.12±3.24）分；红区组7例，ACT分值平均为（17.43±4.47）分。绿区组的ACT分值显著高于红区组，绿区组的ACT分值与黄区组比较、黄区组ACT分值与红区组比较差异均无统计学意义。规律使用ICS的比例为95.6%。接受北京大学人民医院"三位一体"教育管理模式的大多数会员哮喘病情能达到良好控制以上的水平；如以ACT问卷结合PEF测定，能够更加准确地评估和监测哮喘控制情况，建立医患之间的伙伴关系，是提高哮喘控制水平和用药依从性的有力保障。

（5）哮喘患者与医学本科生同上哮喘课，提高临床教学成果

医学是一门实践性很强的科学，临床实践是医学人才培养的必由之路。在医学院校的附属医院、教学医院和实习医院中，临床教师或上级医师带领和指导医学生或下级医师，在为患者进行治疗的过程中学习医疗本领，这是临床医学人才培养的基本途径。然而，随着近年来患者及其家属自我保护意识的增强，在治

疗疾病过程中自己选医院、选医生已经成为一种共识，患者不愿意由年轻医师为其诊治疾病，更不用说实习医师或进修医师了，这导致临床教学医院对实习医师（实习学生）、进修医师的培养遇到了前所未有的困难，且实习医师、进修医师的临床学习和实践没有法律保障，常成为医患矛盾和医疗纠纷增多的缘由。

为了满足医学人才培养的需要，一些医学院校在临床教学中开始引入医学模拟技术，即利用模拟技术培训模拟患者和设计临床场景，以代替真实的患者进行临床实践教学。例如，将健康人培训为"标准化病人"，代替真实的患者参加临床教学，包括医学生的问诊、健康体格检查训练、见习或实习医师的考试评估等。医学人才培养的特殊规律决定了临床能力的培养必须经过临床实践。模拟医学教育的动物实验、电子模拟人、"标准化病人"等，只能用于医学生临床前期的规范化培养，绝对不能替代在病房和门诊接触患者的临床实践，"假病人"绝对培养不出"真大夫""好大夫"。

2001—2006 年，我们曾经尝试将哮喘患者引入本科生教育活动中，让哮喘患者与本科生同上一堂哮喘课，并对其效果进行评估。先招募一组哮喘患者，邀请他们与大学本科生共同参加支气管哮喘的授课活动。安排本科生在课间和课后与哮喘患者进行交流，在进入临床实践之前，让医学生有机会接触到一个个鲜活的哮喘患者。具体操作如下。

• 2006 年 3 月中旬，哮喘教学小组开会酝酿讨论此次教学改革的必要性，预测可能遇到的问题及采取的对策，分工负责，做好各项准备工作。

• 2006 年 3 月 26 日，在北京大学人民医院本年度第一次哮喘患者协会活动时进行动员，当场有 40 名哮喘患者报名参加本次教学活动，并且签署了知情同意书。其后，又有 2 名哮喘患者报名参与。

• 2006 年 4 月上旬，哮喘教学小组有关人员精心策划讲课的形式和内容，确定各自分工及互相配合情况；同时也向医学生简要说明此次教学改革的目的和程序。

• 2006 年 4 月 22 日上午哮喘课前，我们分别向医学生、哮喘患者发放教学效果评估表。42 名患者按照签到顺序入座，医学生坐到患者的身边。在正式开始讲课前，教师简单地说明教学改革的目的、程序及要求，随后开始正式授课。首先，向医学生和患者讲述哮喘的流行病学状况、定义、病因、发病机制、诊断要点，这期间由一名资深的哮喘患者用她的亲身经历向医学生具体、生动地介绍了可能诱发哮喘的因素。课间休息时，学生与身边的哮喘患者互相交谈，了解哮喘患者的患病经历、现状和要求，回答他们提出的问题，气氛十分融洽。随后，我们还向医学生演示各种雾化吸入装置的用法和峰流速仪的使用方法。在第二节课上，教师介绍哮喘的治疗和预防。这期间，由另外一位哮喘患者介绍他在防治哮喘过程中走过的弯路和目前的治疗情况，并鼓励医学生学好本领，将来为患者服务。课程结束后，收回调查问卷并与部分医学生和患者进行了简短的访谈，大家普遍反映这是一堂生动有趣的哮喘课。

• 哮喘课后，我们通过问卷调查对此次教学改革的效果进行评估。评估结果显示，本科生和哮喘患者均对此次教改效果表示满意，满意率分别为 94.9% 和 93.0%，本科生和哮喘患者均认为这种教学模式不仅有助于提高双方对哮喘疾病的认识，有助于提高医学生的医德水平、培育医学人文精神，还有助于建立良好的医患关系。

长期以来，临床内科疾病，包括哮喘的教学模式或方法不外乎是任课教师在课堂上通过特定的媒介，过去是黑板板书，后来发展为投影胶片，现在是用计算机多媒体幻灯演示其教学内容，授课内容多半是一些理论知识和间接经验，学生在临床实习时几乎全部忘记，只好由带教教师再讲一遍，教学效率不高。而到了临床实习阶段，每名学生不一定都能碰到哮喘患者，带教教师也很难找到合适的办法。如果学生毕业后不从事内科诊疗工作，不搞呼吸专业，也许这一生再也见不到哮喘患者。因此，有必要改变这种传统的教学模式。在 2006 年的这次教学活动中，我们让患者与医学生共上一堂哮喘课，可以让哮喘患者接受一次正规、系统的医学教育，从而对哮喘产生更加全面的认识，减少医患双方在哮喘知识上的信息不对称，更重要的是，要让我们的医学生在开始临床学习时，在了解书本知识的同时能够接触哮喘患者，使其对哮喘疾病的认识更加生动、深刻，更符合实际，让医学生不仅知道教师是怎样认识哮喘的，还要了解哮喘患者是如何认识哮喘的。医学生与哮喘患者在共同学习的过程中互动互助，将医德、人文教育与临床教学融为一体，使医学生认识到不仅临床医生是他们学习的教师，许许多多的患者也是他们成长、成材过程中的"教师"，让他们及时地了解患者的需求，树立以患者为中心的意识，从一开始就建立起良好的医患关系——医患是朋友，是伙伴，绝不可以对立。这种教学改革的探索无疑会有助于内科学临床教学水平的提高和临床医学人才的成长。

医师的天职是为患者服务，而要做到这一点的前提就是医师必须知道如何与患者进行有效、高效的交流。我们认为，通过医学生与哮喘患者共上一堂课，加强教师、患者、医学生之间的交流，可以有效地提高临床教学水平，特别是医患沟通技巧。这种教学方法是一种崭新的教学模式，也可以用于其他疾病的临床教学，主要是那些患病率高、病程长的疾病。当然，采用这种教学模式必须具备一定的条件，其中最主要的是能够召集到一定数量的、愿意参加临床医学教学活动的患者。这在目前的医疗形势，特别是医患关系空前紧张的情况下是很难做到的。我们之所以敢于尝试这种模式的教学改革并获得成功，是因为事先进行过论证和可行性分析。北京大学人民医院呼吸内科的医务人员承担哮喘疾病教学多年，我们和许多哮喘患者已经成了患难与共的朋友和伙伴，始终关心他们，而他们也始终信任我们，他们会支持我们的这项教学改革，因为从长远的观点来看，教学改革的终点是为了哮喘患者的健康。

在哮喘疾病教学改革的路上，我们将支气管哮喘疾病的理论学习、见习乃至实习融为一体，收到了很好的效果，且会在今后进一步进行探索和实践。

21. 关于哮喘患者教育和管理的几点思考

（1）知、信、行：信任你的患者

近年来，我国的医患关系日趋恶化，以致走到彼此互不信任的境地，严重地破坏、阻碍了临床医学的发展。其实相信医学科学和相信医师、医患和谐是临床医学的生命线和基石。在多年的哮喘教育管理工作中，我们一直努力从知、信、行3个环节入手，建立和谐的医患关系。

• 知：持续不断地向患者宣传防治哮喘的现代医学知识技术，把防治哮喘的知识技术教给哮喘患者，使他们成为防控哮喘的主体。

• 信：通过反复宣传，使广大哮喘患者真正从内心相信现代医学知识、相信医师，自觉抵制各种伪科学宣传。做到这一点是十分困难的，却是哮喘教育管理的根本环节。我们多年来真心实意的奉献换取了无数哮喘患者对医师的信任。

• 行：由医患双方共同落实防控哮喘的各项措施，包括治疗用药、预防哮喘发作的方法等。由于防控哮喘是一项长期且艰巨的工作，使患者长期坚持规范用药十分艰难，必须反复强化行动意识。

多年来，我们在和广大哮喘患者齐心协力、共同与疾病抗争的过程中进一步明确了"哮喘才是共同的敌人"这一观念，防控哮喘是共同的目标，我们既是战友又是伙伴，这么多年来，我们和哮喘患者之间从没发生过一次医疗纠纷和投诉，这是十分难能可贵的结果。

（2）节省哮喘治疗成本

尽管从患者和社会的角度来看，控制哮喘的花费似乎很高，但不正规的治疗哮喘的代价有时是无法弥补的。1996 年，我们曾对经过哮喘教育的患者进行调查，结果显示，经过哮喘教育的患者每年医疗费用为接受教育前的 50%。2005 年的系统评估结果显示，接受哮喘教育和管理组的患者每年直接医疗费用比对照组减少了约 1800 元。以此推算，如果在北京市全面推广北京大学人民医院的经验，每年至少可节约 2.5 亿元，足见此项工作具有确切、显著的经济效益，符合建立节约型社会的精神。这在当前大家对"看病难、看病贵"深感头痛的今天，无疑具有重要的现实意义。

（3）调动起患者的主观能动性

支气管哮喘是一种慢性呼吸道疾病，需要进行长期防治，更需要广大哮喘患者与医护人员长期密切配合，所以哮喘的患者教育管理是哮喘防治工作中十分重要的组成部分，是哮喘防治工作的基础。把有关哮喘的最新知识和技术教给患者，使患者成为防治哮喘的主体并建立充分的信心，最大限度地调动起患者在哮喘防治中的主观能动性，这是有效防控哮喘的基础和前提，是医师应尽的责任和义务，也是现代医学努力发展的方向。只有当广大人民群众成为维护其自身健康的主人时，医学才称得上是真正的为人民服务。这项工作很有意义，尤其是对在现有的医疗环境下如何体现医疗的公益性具有示范作用。

（4）现代医学中人文关怀的作用与患者的信心

现代医学认为，支气管哮喘属于典型的心身疾病，大量实践表明，心理、社会因素在哮喘的发病和防控中具有重要作用。1977年，英国曼彻斯特大学的Engel教授提出生物-心理-社会医学模式取代过去长期奉行的简单片面的生物医学模式，至今已逾40年，然而现代医学仍旧停留在生物医学模式上。目前大家对心理社会因素缺少应有的认识和重视，在哮喘教育和管理中，我们充分注意到这个问题，通过哮喘患者协会等途径试图强化这方面的认识并取得了一定的经验和效果。这一点在现代临床医学日益强调人文关怀的今天更具有特殊的意义和作用。

（5）更新医疗服务模式和服务系统

医学技术每发展到一定阶段，现代医学科学技术的每一项重大突破和进展都必须有与之相适应的医疗服务模式和服务系统，换言之，任何一项先进医疗技术的实施和推广，必然要求我们及时建立新的疾病防治模式，构建相应的先进服务体系，这对于充分发挥现代医学科技的作用具有重大意义。长期以来，大家一直关注药物、技术、设备的研发而忽视了与之相配套的疾病干预模式、医疗服务体系的探索，相当多的医学人才停留在技术操作、药物研发层面，缺乏新型、系统的疾病管理理念和实践探索。在原有的低效的服务模式下，哮喘患者无法享受现代医学科学技术进步所带来的一系列成果。目前亟须完成从技术操作型模式向系统的疾病管理模式的转变，把患者和疾病作为一个整体，提供全面的、科学的、人性化的医疗服务。

长期以来，哮喘防治中的症状驱动式治疗存在重大缺陷。由于人们就医观念陈旧，医疗服务模式过时，特别是由于受到我国经济发展水平乃至广大人民群众经济实力的限制，哮喘患者就医的规律或模式一直属于症状驱动式，即只是在出现哮喘或哮喘症状加重时，甚至病情很严重不能忍受时，患者才到医院看门诊或住院治疗。一旦病情稳定，便出院或停止系统治疗。许多处于慢性持续期和缓解期的哮喘患者缺少或根本没有长期持续、有计划、系统的干预措施，更谈不上长期有效的患者教育、管理和随访，其结果只能是"急则治其标，缓则任发展"。这种治治停停、停停治治、一曝十寒的医疗模式根本无益于疾病的控制，其结果是疾病每加重或发作一次，机体的器官功能就遭受一次打击，这样一次又一次地不断发作或加重，势必使病情日趋恶化，人体重要脏器功能呈江河日下之势，乃至最后发展为脏器功能衰竭。在这种治疗模式下，尽管医疗资源耗费很大，但是投资－效益比差，事倍功半。而我们多年坚持的对哮喘患者进行长期系统的教育管理模式改变了传统的因症就诊方式，对哮喘患者进行全程干预，特别是在管理和预防上下功夫，不仅明显减少了非预约门诊、急诊、住院次数，节省了医疗费用，而且显著提高了患者的生活质量，减少了因病误工时间。这项工作对于改变其他慢性疾病的防控工作也具有重要启示和指导意义。

（6）与自己和解：一名医师的自我救赎

在近20年的探索和实践过程中，我们也不是没有过彷徨和困惑。记得有一次，一位外地来医院看病的患者在我们的慢病宣教中心询问笔者："你们为哮喘患者做了那么多的工作，却不多收一分钱，你们这么做，到底是为了什么呢？"你看，好人做了好事，最后人家竟然会质疑你的动机。还有人说："你们做的这些工作其实都应当由社区医师来完成，你们这么做是一种人才的浪费。"还有一次，笔者去参加北京市医学科技成果评奖会，有一位评奖专家竟然当面询问笔者："您们搞这项工作，'含金量'有多大呀？"夏虫不可以语于冰者，笃于时也。

几十年来，我们默默无私地奉献着心血和劳动，目的只有一个——尽可能使每一名哮喘患者都能像正常人一样生活、学习和工作，同时使其医疗费用降低到最低水平。据估算，如果向北京市各大医院全面推广我们的方案，每年可为北京市节省约 2.5 亿元的医疗费用。然而，事实证明我们的这一初衷与现行的市场经济价值规律格格不入——我们的这项工作并没有被纳入医院效绩考核项目，行为过于超前：由于哮喘患者的就医频率明显减少，医疗费用明显下降，生活质量明显提升，而我们的经济收入并没有相应提高。

可是，这并非不可逾越的困难，我们要过得了自己那一关，所有质的发展背后是时间的积累，没有一处成果在诞生伊始都会顺畅平坦，笔者坚信我们的思想是正确的，更何况我们并非完全没有收获——作为医师，没有什么比看到自己所诊治的患者摆脱了疾病的折磨，愉快幸福地生活更感到宽慰和幸福的事情了。面对各种质疑和非议，我们问心无愧，且无怨无悔。

22. "三位一体"哮喘患者教育和管理模式的 7 个 "一"

在整个支气管哮喘教育和管理的过程中，我们努力实现了7 个 "一"。

（1）一个明确的信念

现代医学的最终目标是使广大人民群众成为自身健康的主人，把哮喘的最新知识和技术教给患者，使患者成为防治哮喘的主体，最大限度地调动哮喘患者的主观能动性，这是有效防控哮喘的基础和前提，也是现代医学努力发展的方向。只有当广大人民群众成为维护其自身健康的主人时，医学才算得上真正为人民服务。

（2）一种医学模式

通过多年努力和实践，我们创建了"三位一体"有效提高哮喘防治效果的现代医学模式，这在过去是完全不可能的。"三位一体"哮喘防控模式的产生既是广大哮喘患者对我们的期望，同时也是新时代的必然产物。

（3）一份上书

哮喘患者协会中的部分成员，曾联名上书北京大学人民医院，建议授予北京大学人民医院哮喘防控集体"劳动模范"称号，并向《健康报》推荐我们的团体为"最受欢迎的医护群体"。金奖银奖不如患者的夸奖，金杯银杯不如患者的口碑。

（4）无一人死于哮喘

从 1993 年至今，历时 28 年，参加哮喘患者协会的全部成员中无一人死于哮喘，这是令我们感到最为欣慰的结果。

（5）不收患者一分钱

在创办哮喘患者协会和开展哮喘教育的过程中，许多患者多次建议我们对患者适当收费，但我们认为这项工作是一项公益性事业，坚持不收患者一分钱，充分体现了现代医疗的公益性和医师的廉洁性。

（6）没有发生一例投诉或纠纷

众所周知，多年来医患矛盾日益恶化，但是我们始终把哮喘患者作为朋友和伙伴，我们的共同敌人是疾病，在漫长的 28 年中没有发生一例来自哮喘患者的投诉或纠纷。

（7）一本哮喘患者写的科普书

为了更便于哮喘患者控制疾病，我们组织哮喘患者编写了一本独特的科普书——《哮喘病人谈哮喘——但愿从此不再喘》，该书于 2005 年由北京科学技术出版社出版。这是国内唯一的一本由哮喘患者自己撰写的科普书，书中涵盖 33 名哮喘患者撰写的文章，患者用自己的亲身经历叙述了哮喘诊断和治疗的过程、经验和体会。该书出版后，深受广大哮喘患者的欢迎。2010 年，该书又再版，增添了新的内容。

我们进行的这项哮喘教育管理工作也得到了社会各界的广泛好评和肯定。

（1）自 1993 年以来，《健康报》多次对我们的这项工作进行跟踪报道和支持。

（2）2007 年，原卫生部将我们的这项工作列为"十年百项成果推广项目"。

（3）韩启德教授对于我们的这项工作给予很高评价，他复信给我们，希望我们坚持下去，并题词鼓励。

（4）钟南山教授通过题词、撰写前言，对我们的这项工作给予充分肯定和支持。

（5）2015 年，我们的这项工作荣获中华预防医学会科学技术奖三等奖。

（6）最近在全国卫生企业管理协会举办的健康服务适宜技术大会上，我们的这项工作被批准向全国推广。

参考文献

1. Global Initiative for Asthma. Global Strategy for Asthma Management and Prevention Update 1994. 1994.

2. 支气管哮喘的定义、诊断、严重度分级及疗效判断标准（修正方案）. 中华结核和呼吸杂志，1993，16（Z1）：5-10.

3. 中华医学会呼吸病学分会哮喘学组. 支气管哮喘防治指南（支气管哮喘的定义、诊断、治疗、疗效判断标准及教育和管理方案）. 中华结核和呼吸杂志，1997，20（5）：261-267.

4. 钟南山. 为提高我国哮喘防治水平而努力. 中华结核和呼吸杂志，1993，16（S1）：3-4.

5. 何权瀛，程宣. 开展哮喘的系统教育和长期管理. 中国慢性病预防与控制，1997，5（2）：81.

6. 何权瀛. 支气管哮喘的初级预防问题. 中华结核和呼吸杂志，1998（3）：184.

7. 何权瀛. 对支气管哮喘患者的教育与管理. 中华全科医师杂志, 2003, 2 (1)：12-13.

8. 何权瀛. 切实搞好我国的哮喘教育和管理工作. 中国呼吸与危重监护杂志, 2003, 2 (1)：1-2.

9. 何权瀛. 治疗支气管哮喘必须同时兼顾过敏性鼻炎. 中国呼吸与危重监护杂志, 2004, 3 (1)：5-6.

10. 何权瀛. 改变现有医疗服务模式以全面控制支气管哮喘. 中华内科杂志, 2005, 44 (5)：322-323.

11. 何权瀛. 哮喘防控模式的几点思考. 医学与哲学, 2005, 26 (22)：45-47.

12. 何权瀛. 三位一体的诊疗服务模式可以有效提高哮喘防治水平. 中华医学杂志, 2006, 86 (13)：865-867.

13. 何权瀛, 母双, 余兵, 等. 如何搞好支气管哮喘患者系统教育和管理. 中华全科医师杂志, 2007, 6 (6)：371-372.

14. 何权瀛. 哮喘教育和管理工作中的一些新的启示与思考. 医学与哲学, 2007, 28 (16)：16-18, 42.

15. 何权瀛. 如何开展支气管哮喘长期管理. 中华结核和呼吸杂志, 2008, 31 (3)：168-169.

16. 何权瀛, 母双. 三位一体哮喘患者教育管理模式防控研究. 医学研究杂志, 2008, 37 (4)：3.

17. 何权瀛. 哮喘教育与管理：临床医学与公共卫生结合的探索. 医学与哲学（人文社会医学版）, 2009, 30 (2)：10-13.

18. 何权瀛，王宋平. 哮喘患者自诉诱发哮喘的感冒并非都是感冒. 中华结核和呼吸杂志，1999，22（12）：710.

19. 何权瀛，王爱东，吕喜英，等. 短期培训对提高内科医师哮喘认识水平作用的评估. 中华医院管理杂志，2000，16（1）：58-59.

20. 何权瀛，张庆，王爱东，等. 不同医院内科医生对糖皮质激素在哮喘治疗中作用认识的调查. 临床内科杂志，2000，17（2）：123-124.

21. 何权瀛，母双，季蓉. 改革支气管哮喘讲授方法的一次尝试和几点体会. 医学教育，2002（2）：45-46.

22. 马艳良，何权瀛. 从哮喘的流行病学调查看我国哮喘诊断不足问题. 中国呼吸与危重监护杂志，2004，3（1）：10-14.

23. 母双，何权瀛. 支气管哮喘患者系统教育和管理效果评估. 中国呼吸与危重监护杂志，2005，4（2）：86-91.

24. 母双，何权瀛，余兵，等. 三位一体支气管哮喘教育管理模式对病情控制水平和生命质量的影响. 中华结核和呼吸杂志，2006，29（11）：731-734.

25. 母双，何权瀛，余兵，等. 三位一体教育管理模式及其对哮喘患者知信行的影响. 中国慢性病预防与控制，2006，14（5）：322-324.

26. 母双，何权瀛，余兵，等. "三位一体"哮喘教育管理模式对患者使用医疗资源和社会行为影响的评估. 中华全科医师杂志，2007，6（2）：84-87.

27. 林江涛，何权瀛，姚婉贞，等. 北京市城区支气管哮喘患者的控制现状及对疾病认知程度的调查. 中华结核和呼吸杂志，2007，30（7）：494-497.

28. 何权瀛，母双，余兵，等. 医学生与患者同上哮喘课的教学效果评价. 中华医学教育杂志，2007，27（3）：89-91.

29. 母双，何权瀛，林江涛."三位一体"支气管哮喘教育管理模式对支气管哮喘患者病情控制水平的影响.中华内科杂志，2008，47（8）：630-633.

30. 余兵，母双，何权瀛，等.支气管哮喘协会会员哮喘病情控制情况的调查.中国呼吸与危重监护杂志，2008，7（5）：342-345.

31. 何权瀛，曹兆龙，母双，等.门诊哮喘患者用药依从性调查报告.中华结核和呼吸杂志，1996，19（5）：308.

32. 何权瀛，母双，赵德恒，等.对支气管哮喘患者进行系统教育效果的初步评估.中华内科杂志，1996，35（11）：789.

33. 季蓉，何权瀛.25例住院哮喘患者应用必可酮气雾剂的依从性调查报告.北京医学，1999，21（2）：114.

34. 何权瀛，何冰，朱元珏.北京市16家医院1988—1998年56例住院哮喘患者死亡分析.中华结核和呼吸杂志，2000，23（11）：686.

35. 母双，何权瀛，刘亚红.支气管哮喘不规范治疗四例分析.中华全科医师杂志，2003，2（1）：38-39.

36. 何权瀛，杨瑞红，母双.我国北方部分省市哮喘患者使用峰流速仪情况调查.中华结核和呼吸杂志，2003，26（7）：434-435.

37. 何权瀛.顽固性支气管哮喘的可能原因与进一步处理的决策.中级医刊，1995，30（4）：3-5.

38. 何权瀛.谈谈哮喘治疗中的一些问题.中级医刊，1998，33（5）：41-42.

39. 何权瀛.慢性疾病患者用药的依从性.中国医刊，1999，34（1）：12.

40. 何权瀛.支气管哮喘诊治中应注意的几个问题.北京医学，2004，26（4）：277-279.

41. 何权瀛. 规范哮喘的防治，力求完全控制哮喘. 北京医学，2005，27（1）：45-46.

42. 杨瑞红，何权瀛. 药源性哮喘. 药物不良反应杂志，2006，8（1）：45-49.

43. 何权瀛. 正确评估医学模拟教学技术切实保证临床医学教育水准. 中华医学教育杂志，2008，28（6）：81-82.

44. 何权瀛. 试论我国现行医疗体制与医师职业精神的培养和提升. 医学与哲学，2011，32（11）：5-8.

支气管哮喘的二级预防

支气管哮喘的预防包括三级预防：一级预防主要是病因预防，哮喘发病的诱因众多，预防方法大多为人们认可，前文已述，笔者在此不再重复。支气管哮喘的三级预防主要是指减少稳定期患者哮喘急性发作，目前已有诸多措施，笔者不再赘述。本章重点探讨支气管哮喘的二级预防，大体可分为以下6个部分。

（1）从高危人群入手，使其避免变应原的暴露，减少哮喘发病

支气管哮喘具有复杂的遗传背景，遗传度约为80%，属于多基因遗传疾病，可以从基因的多态性检测入手寻找哮喘易感人群，目前比较现实的做法是将哮喘高危易感人群作为哮喘预防的重点对象。可将具有以下特征的人员作为重点预防对象：哮喘家族遗传背景，剖腹产，母亲孕期及产后吸烟，患有其他过敏性疾病（如湿疹、过敏性鼻炎），对一种或多种变应原过敏等。

（2）切实做好妊娠期哮喘患者的治疗和管理

目前认为支气管哮喘属于一种多基因遗传性疾病，可以认为是机体内因与外部致喘因素综合作用引起的，即认为先天易感性和接触变应原是引起哮喘的主要危险因素。深入研究哮喘的发病因素和内在规律，具有十分重要的理论价值和实际意义。尽管经过几十年的研究和实践，已有多种药物或疗法可用于支气管哮喘的临床治疗，但至今我们尚无法根治支气管哮喘，甚至在很多地方还不能很好地控制哮喘，这不仅给无数哮喘患者和家庭造成了极大的痛苦，同时严重损害社会生产力，给患者、家庭和社会造成沉重的经济负担。

根据遗传学的原理可知，父母双方的遗传因素均可能会影响到子女的发病和健康。多数哮喘始发于婴幼儿时期，从某种意义上讲，母体的健康，特别是母体妊娠期健康状态对子女的健康的影响更大些，因为母体是胎儿生长与发育的温室，是生命的第一站。妊娠期母体发生的并发症可能成为子女发生哮喘的危险因素，或表达一种预示——有可能是子女将来发生哮喘危险性增加的早期信号，因此，深入研究妊娠期母体的健康状态对探讨哮喘的发病无疑具有十分重要的意义。

大样本研究结果显示，在妊娠时期，哮喘女性的哮喘病情和控制状态可分为以下 3 种情况。

- 哮喘病情明显好转、减轻，甚至完全缓解。
- 哮喘病情与妊娠前相似。
- 哮喘病情在妊娠期进一步加重。

妊娠期哮喘症状的变化因不同个体而异，难以预料，但我们仍然可以摸索到其中的一些规律：通常而言，大约 1/3 症状恶化，1/3 维持不变，1/3 明显改善。目前尚不完全清楚造成上述 3 种情况的原因，因为这个过程是十分复杂的，男性精子的介入和胚胎的形成对母体而言毕竟是一种"外来之物"，妊娠期间的母体内环境，包括生理功能、免疫状态都发生了很大的变化，妊娠期女性的饮食习惯也会发生一定的改变。此外，还涉及妊娠期哮喘治疗措施是否到位、治疗依从性等。

妊娠期哮喘病情加重主要发生在妊娠中期，主要诱发原因是病毒性上呼吸道感染和吸入激素不足（用药依从性差）。妊娠期哮喘病情加重和恶化不仅对妊娠母体产生一系列不良影响（如不同程度缺氧、二氧化碳潴留、酸碱失衡、干扰正常睡眠，并造成一系列心理负担等），同时也会对胎儿的生长发育产生一系列显性或隐性危害（如出生低体重、早产、先兆子痫等），可能会影响到子女健康。有研究表明，患有高血压、先兆子痫的孕产妇所生子女患有喘息性疾病的危险增加，妊娠期因尿道感染而应用抗生素有一定概率会使子女发生早期间断性喘息。此外，妊娠期糖尿病患者的子女也容易发生持续性喘息。

有些学者推测，妊娠期母体哮喘病情恶化可能是子女罹患哮喘的危险因素，即妊娠期母体哮喘病情加重为其子女将来发生哮喘埋下伏笔，越来越多的证据提示，母体在介导胎儿和婴儿对吸入变应原的免疫反应中起到决定性作用。到目前为止，对于这个过程的性质及其机制，这个过程如何引发过敏性疾病和哮喘尚不清楚。正常情况下，妊娠期母体内环境开始时会促使子代免疫反应向 Th_2 方向倾斜（即 Th_2 优势）。然而，婴儿出生后则会转变为 Th_1 优势。如果妊娠期间母亲哮喘发作，患有哮喘的母体内环境会减慢、延迟子代对吸入变应原的免疫反应，转换为 Th_1 优势，即增加罹患过敏性疾病和哮喘的危险性。因此，深入理解由于母体内在免疫环境可能影响到胎儿和婴儿对吸入变应原免疫反应系统的成熟，将会为预防包括哮喘在内的过敏性疾病提供新的思路。

人们对孕期保健十分重视，饮食、用药格外谨慎，这原本是一件好事，然而却很容易在某些方面出现误区，如女性哮喘患者怀孕后，尽管哮喘症状较怀孕前明显加重，但担心应用各种药物会影响胎儿发育甚至畸形，而不敢积极用药，结果适得其反，由于哮喘病情加重反而会影响胎儿的正常生长发育，甚至可能成为子代出生后发生哮喘的重要原因。至今尚无人对这一问题进行过系统研究。当然，胎儿出生之后是否发生哮喘还可能与一系列其他因素有关，如哺乳方式、吸入各种变应原、罹患病毒性上呼吸道感染或细菌性呼吸道感染、应用抗生素、被动吸烟等。

总之，深入研究母体妊娠期间哮喘病情控制水平与所生子女罹患哮喘风险之间的关系有助于我们认识哮喘的发病规律，从而为减少哮喘的发生提出新的研究方向。值得注意的是，对于哮喘相关疾病的早期诊断和治疗，包括过敏性鼻炎的早期诊断和治疗，尽管大家都认可两者属于同一个气道、同一种疾病，但这是一个跨学科问题。临床上要特别注意过敏性鼻炎与反复感冒的鉴别，还应注意动态研究过敏性鼻炎进展为支气管哮喘的演变过程。

（3）从儿童哮喘抓起，把好青春期关口，尽量避免儿童哮喘发展成为成人哮喘

近年来流行病学调查结果显示，儿童哮喘患病率明显升高，原因不甚明确。队列研究发现，婴幼儿时期患有湿疹和过敏性鼻炎，可使儿童哮喘发病风险提高 2 ~ 4 倍，对多种变应原过敏是儿童持续性喘息的高危因素。Amin P 等发现，儿童持续喘息并对一种或多种空气变应原皮试阳性，可使儿童哮喘患病风险提高 10 倍。大量研究证实，儿童时期持续喘息，严重气道阻塞以至于住院、运动诱发喘息、严重复发喘息、非感冒性喘息、严重夜间喘息，均与儿童早发哮喘和过敏反应有关。Caudri D 等研究发现儿童喘息发作的次数和儿童哮喘风险相关，发作次数越多，风险越大。Rubner FJ 等研究发现，婴儿时期呼吸道合胞病毒和鼻病毒等所致的病毒性下呼吸道感染是儿童哮喘发生的危险因素，尤其是与 13 岁时诊断为哮喘高度相关。TCRS 发现，母亲吸烟是 6 岁儿童哮喘的危险因素，如果母亲每天吸烟超过 20 支，其子女发生哮喘的危险性将增加 8 倍，母亲吸烟可以增加婴儿外周血嗜酸性粒细胞计数、血清 IgE 水平和变应原皮肤点刺阳性率。Csonka P

等研究发现，3 岁以前被动吸烟可使儿童和青少年哮喘和喘息的发生率增加。因此，建议坚持母乳喂养，同时注意儿童时期应减少病毒性感染，减少接触变应原（如宠物）。母体在妊娠期、哺乳期应戒除吸烟，并适当补充维生素 D 和叶酸，并避免接触变应原。

大量研究表明，人的一生中有儿童时期和老年期 2 个哮喘发病高峰期。儿童时期的哮喘患者进入成年之后可以有 3 种结局：①进入青春期后哮喘完全缓解，其后一生中不再发病。②虽然青春期时哮喘得到缓解，但到老年期时重新发作，其具体原因并不十分清楚。③儿童哮喘一直持续到成人乃至终身。我们的任务是尽可能使儿童时期哮喘得到控制，并且在青春期完全缓解，之后终身不再发作。

（4）反向思维：抓好咳嗽变异性哮喘和嗜酸性粒细胞性支气管炎的防控

近年来，人们逐渐认识到哮喘的发生、发展是有一定规律的。大体是首先发生嗜酸性粒细胞性支气管炎（eosinophilic bronchitis，EB），其后发展为咳嗽变异性哮喘（cough variant asthma，CVA）。因此，切实搞好 EB 和 CVA 的诊治，将会从源头上减少支气管哮喘的发病。

目前 CVA 的诊断和治疗中还存在一系列问题：一方面，诊断上既存在过度诊断，也存在诊断不足。所谓过度诊断，就是某些医师错误地认为只要支气管激发试验阳性就是 CVA，其实引起支气管激发试验阳性的原因很多，需要临床医师——鉴别和实施治疗。另一方面，目前由于某些原因，许多医院不能进行支气管激发试验，所以很多慢性咳嗽中的 CVA 得不到及时诊断。更普遍的是，许多医师，特别是基层医师常常不加思考地把大量慢性咳嗽当作支气管炎进行治疗，结果是使 CVA 患者得不到及时的诊断和治疗。此外，CVA 患者治疗疗程到底多长为最佳，目前尚不明确。我国的咳嗽诊治指南中规定 CVA 治疗疗程不少于 8 周，这 8 周治疗包括应用 ICS，而这种治疗方式能否真正控制病情，以致将来不再复发，尚无明确结论。

EB 的诊断存在问题就更多，因为要确诊 EB 必须进行痰液嗜酸性粒细胞计数检测，目前由于痰液标本取材比较麻烦，检测方法不规范，缺少稀释痰液试剂，所以目前临床诊断的 EB 很少，当然就更谈不上及时、合理的治疗。

（5）从上游入手，切实做好过敏性鼻炎的有效治疗

过敏性鼻炎和支气管哮喘是呼吸道常见的过敏性疾病，除了在临床表现的部位不同以外，两者在病因学、发病机制和病理学改变等方面均极为相似。过敏性鼻炎患者中的哮喘发病率明显高于正常人群，正常人群中哮喘发病率为 2% ～ 5%，而在患过敏性鼻炎患者中，发生哮喘的比例则可高达 20% ～ 40%，明显高于正常人群，甚至有报道认为，有 60% 的过敏性鼻炎患者日后可能发展成哮喘或伴有下呼吸道症状。由于两者往往同时存在，

近年来国内外先后提出了哮喘－鼻炎关联症、过敏性鼻炎－支气管炎等类似概念，最近世界变态反应组织正式提出了"过敏性鼻炎－哮喘综合征"这个新的诊断术语，并指出上下呼吸道疾病需要整体对待，进行联合诊断和联合治疗，如此可同时提高两种疾病的诊断准确率，减少药物的重复使用，从而大大降低误诊率，提高临床疗效。

过敏性鼻炎和支气管哮喘均同时受遗传因素和环境因素的双重影响。在遗传方面，患者多表现为特应性个体，常有过敏家族史。环境因素主要包括各种变应原、刺激性气体、病毒感染、居住地区、居室条件、职业因素、气候、药物、运动、食物和食品添加剂、饮食习惯、社会经济条件等，均可导致两者的发生和发展。

从解剖生理上看，从鼻腔到细支气管的整个呼吸通道是一个整体，这是提出"过敏性鼻炎－哮喘综合征"这个诊断名称的解剖学和生理学依据。从鼻腔吸入的变应原蔓延到支气管是过敏性鼻炎发展到"过敏性鼻炎－哮喘综合征"的关键。过敏性鼻炎和支气管哮喘是发生在气道不同部位的变态反应性疾病，因此提倡"一个气道，一种疾病"。实验证明，在对于这些患者上呼吸道或下呼吸道变应原激发试验均可导致呼吸道的另一端发生炎症反应。

过敏性鼻炎和支气管哮喘的免疫学发病机制也非常相似，两者通常由相同变应原引起，其发病机制均与Ⅰ型变态反应有关。

调查发现，"过敏性鼻炎－哮喘综合征"患者的过敏性鼻炎症状常常在哮喘之前发生，目前主要有以下3种学说共同解释这一现象发生的机制。

- 鼻后滴漏综合征：由于解剖学因素，过敏性鼻炎患者的鼻内炎性分泌物可以经鼻后孔和咽部流入或吸入肺内，称为"鼻后滴漏综合征"。特别是仰卧位睡眠时鼻内炎性分泌物流入气道，极可能是过敏性鼻炎发展为哮喘（特别是夜间哮喘）的重要原因。

- 鼻－支气管反射：由自主神经介导，传入神经为三叉神经，传出神经为迷走神经。当鼻和鼻窦黏膜上的三叉神经末梢受到刺激兴奋时，能反射性地引起支气管平滑肌收缩，导致支气管内阻力增加和肺顺应性降低，甚至导致氧分压降低，出现哮喘的临床表现。

- 呼吸方式的改变：当过敏性鼻炎患者鼻黏膜肿胀、鼻甲肥大和分泌物潴留导致鼻塞时，使患者被迫改变呼吸方式，从以鼻呼吸为主转变为以口呼吸为主，变应原避开鼻黏膜屏障而直接进入下呼吸道，引发哮喘。

总之，作为一个"综合征"，过敏性鼻炎－哮喘综合征最主要的特点就是兼具过敏性鼻炎和哮喘的特点，把握住两者之间的关系，能够提高过敏性鼻炎和哮喘的诊断准确率和治疗有效率。

其实过敏性鼻炎的诊断和治疗并不困难。诊断包括病史、临床症状、体格检查和重要的实验室检查，如特异性免疫实验、鼻内镜检查和影像学检查。治疗则主要是经鼻应用 ICS，实行上呼吸道、下呼吸道联合治疗，必要时应用抗组胺药物、抗白三烯类药物和变应原疫苗治疗、抗 IgE 治疗。问题的关键在于过敏性鼻炎和支气管哮喘分属两个学科，在当前临床分科过细的情况下，两个不同学科的医师如何互相配合实施联合管理，这是一个难度不大却十分麻烦的问题，需要在临床工作中摸索切实可行的联合治疗办法。

（6）哮喘发病与卫生环境学说

大量研究发现，在儿童生命早期，甚至母亲妊娠期间的较高浓度微生物环境（如农村生活、接触动物）是儿童哮喘的保护因素。Just J 等发现，儿童有 3 名或 3 名以上的同胞可以降低哮喘的发病率，即哮喘的发病率与家庭成员的数量呈负相关。科学家提出用卫生环境学说来解释这一现象，认为小家庭、城市化等现代化生活方式和过度清洁的生活环境都会伴随过敏性疾病发病率的增高。近年来的大量研究显示，生命早期长时间接触牲畜、生活环境中含有多种细菌、饮用新鲜牛奶对预防儿童哮喘等过敏性疾病具有重要作用。此外，农村儿童哮喘的发病率低于城市儿童，可能与农村儿童暴露于较高浓度的微生物环境有关，提示生活环境中的细菌内毒素含量对儿童哮喘可能具有保护作用。目前我国正在大力提倡的农村城市化，以前多年长期坚持的计划生育政策改变可能对哮喘的发病率具有潜在影响。

近年来，许多科学家提出的微生物假说是卫生环境学说的延伸，强调在哮喘等过敏性疾病发生、发展过程中体内微生物群的作用，该学说认为生命早期的环境暴露会干扰体内微生物群的形成，影响婴幼儿免疫系统的发育和免疫过程，进而影响儿童哮喘等过敏性疾病的发生、发展。Chung KF 等研究发现，饮食、抗生素和生命早期微生物的暴露等因素可以调节体内微生物环境，尤其是肠道和气道微生物菌群。而婴幼儿时期的肠道和气道致病性细菌和后续的过敏反应与哮喘密切相关。Abrahamsson TR 发现，婴儿时低水平的肠道微生物多样性与早期 IgE 相关的湿疹和7 岁时被诊断为哮喘相关。

3 月龄婴儿粪便中的 4 种细菌（柔嫩梭菌属、毛螺菌属、罗氏菌属、韦荣球菌属）含量下降与其 1 岁时出现过敏反应和哮喘发作有关，动物实验证实这 4 种肠道细菌可以降低 OVA 诱导的哮喘模型炎症反应。

健康成人气道存在微生物稳态，而哮喘患者中的这种微生物稳态被打破。细菌的多样性可以减少哮喘气道炎症表型和降低哮喘严重程度，调节生命早期气道和肠道微生物群可能是预防和治疗哮喘的有效方法。大量研究证实，在生命早期适当调节体内微生物群，对于预防哮喘等过敏性疾病具有保护作用，但对于存在高风险的人群如何选择干预的时间窗非常重要，预防哮喘的关键时间窗在生命早期 100 天内，这时对哮喘的保护作用更加明显。

孕期母体暴露于富含微生物的环境可使 *TLRs* 基因表达上调，通过调节子宫内微生物环境影响胎儿的 T 细胞发育，进而起到影响新生儿过敏性疾病的作用。

婴儿出生后 6 个月的纯母乳喂养，持续母乳喂养 2 年或更长时间，被认为是婴儿喂养的最佳方式。母乳的营养成分和生物活性促进婴儿的健康发展。与母乳喂养的婴儿相比，应用各种配方奶喂养的婴儿出生几周内细菌的多样性和肠道菌群的改变都会增加婴儿患湿疹和哮喘的风险。

最后，前几年有少数作者提及哮喘的防控问题，重点是探讨母牛分枝杆菌疫苗（微卡）对哮喘发病的预防作用，其实从卫生环境学说而言，这也许是一个有潜力和发展前景的领域，可惜并未形成合力，不久又被中断和淡忘了。

总之，尽早判断和识别早发过敏性哮喘的危险因素，准确界定高危人群，是制定有针对性的预防策略的前提，对于易患过敏性疾病的高危儿童，在生命早期、胚胎期适当增加微生物负荷，可能是降低哮喘发病风险的有效办法。

参考文献

1. NAFSTAD P, SAMUELSEN S O, IRGENS L M, et al. Pregnancy complications and the risk of asthma among Norwegians born between 1967 and 1993.

Eur J Epidemiol, 2003, 18 (8): 755-761.

2. SCHATZ M. Interrelationships between asthma and pregnancy: a literature review. J Allergy Clin Immunol, 1999, 103 (2 Pt 2): S330-S336.

3. GLUCK J, GLUCK P A. The effect of pregnancy on the course of asthma. Immunol Allergy Clin North Am, 2006, 26 (1): 63-80.

4. KIRCHER S, SCHATZ M, LONG L, et al. Variables affecting asthma course during pregnancy. Ann Allergy Asthma Immunol, 2002, 89 (5): 463-466.

5. BRACKEN M B, TRICHE E W, BELANGER K, et al. Asthma symptoms, severity, and drug therapy: a prospective study of effects on 2205 pregnancies. Obstet Gynecol, 2003, 102 (4): 739-752.

6. SCHATZ M, DOMBROWSKI M P, WISE R, et al. Asthma morbidity during pregnancy can be predicted by severity classification. J Allergy Clin Immunol, 2003, 112 (2): 283-288.

7. BARRETT E G. Maternal influence in the transmission of asthma susceptibility. Pulm Pharmacol Ther, 2008, 21 (3): 474-484.

8. MURPHY V E, CLIFTON V L, GIBSON P G, et al. Asthma exacerbations during pregnancy: incidence and association with adverse pregnancy outcomes. Thorax, 2006, 61 (2): 169-176.

9. MURPHY V E, GIBSON P G, SMITH R, et al. Asthma during pregnancy: mechanisms and treatment implications. Eur Respir J, 2005, 25 (4): 731-750.

10. RUSCONI F, GALASSI C, FORASTIERE F, et al. Maternal complications and procedures in pregnancy and at birth and wheezing phenotypes in children. Am J

Respir Crit Care Med，2007，175（1）：16-21.

11. 支气管哮喘防治指南（2016 年版）. 中华结核和呼吸杂志，2016，39（9）：675-697.

12. 张二辉. 过敏性鼻炎与支气管哮喘同一性分析. 临床肺科杂志，2009，14（2）：222-224.

13. Rhinitis and Asthma：Combined Allergic Rhinitis and Asthma Syndrome. World Allergy Organization（WAO），2004，10.

14. PASSALACQUA G，CANONICA G W. The asthma-rhinitis association：between the clinical hypothesis and the scientific theory. Curr Allergy Asthma Rep，2003，3（3）：191-193.

15. LEYNAERT B，NEUKIRCH C，KONY S，et al. Association between asthma and rhinitis according to atopic sensitization in a population-based study. J Allergy Clin Immunol，2004，113（1）：86-93.

16. BRAUNSTAHL G. United airways concept：what does it teach us about systemic inflammation in airways disease? Proc Am Thorac Soc，2009，6（8）：652-654.

17. PALOMBINI B C，VILLANOVA C A，ARAÚJO E，et al. A pathogenic triad in chronic cough：asthma，postnasal drip syndrome，and gastroesophageal reflux disease. Chest，1999，116（2）：279-284.

18. BOUSQUET J，VAN CAUWENBERGE P，KHALTAEV N，et al. Allergic rhinitis and its impact on asthma. J Allergy Clin Immunol，2001，108（5 Suppl）：S147-S334.

19. 中华耳鼻咽喉头颈外科杂志编委会，中华医学会耳鼻咽喉头颈外科学分会鼻科学组.变应性鼻炎诊断和治疗指南.中国临床医生，2010，38（6）：67-68.

20. 中华医学会呼吸病学分会哮喘学组.支气管哮喘防治指南（支气管哮喘的定义、诊断、治疗和管理方案）.中华哮喘杂志（电子版），2008，2（1）：3-13.

21. TATAR E C，SÜRENOĞLU U A，SAYLAM G，et al. Is there any correlation between the results of skin-prick test and the severity of symptoms in allergic rhinitis?Am J Rhinol Allergy，2012，26（1）：e37-e39.

22. CIPRANDI G，DE AMICI M，GIUNTA V，et al. Comparison of serum specific IgE and skin prick test in polysensitized patients. Int J Immunopathol Pharmacol，2010，23（4）：1293-1295.

23. BROZEK J L，BOUSQUET J，BAENA-CAGNANI C E，et al. Allergic Rhinitis and its Impact on Asthma（ARIA）guidelines：2010 revision. J Allergy Clin Immunol，2010，126（3）：466-476.

24. CATES C J，KARNER C. Combination formoterol and budesonide as maintenance and reliever therapy versus current best practice（including inhaled steroid maintenance），for chronic asthma in adults and children. Cochrane Database Syst Rev，2013（4）：CD007313.

25. 马红梅，刘香莲.孟鲁司特钠联合布地奈德治疗小儿咳嗽变异性哮喘的作用分析.海南医学院学报，2015，21（3）：350-352.

26. RAGAB S，SCADDING G K，LUND V J，et al. Treatment of chronic rhinosinusitis and its effects on asthma. Eur Respir J，2006，28（1）：68-74.

27. BACHERT C，MASPERO J. Efficacy of second-generation antihistamines in patients with allergic rhinitis and comorbid asthma. J Asthma，2011，48（9）：965-973.

28. BARNES P J, PEDERSEN S. Efficacy and safety of inhaled corticosteroids in asthma. Report of a workshop held in Eze, France, October 1992. Am Rev Respir Dis, 1993, 148 (4 Pt 2): S1-S26.

29. CALDERÓN M A, BOYLE R J, PENAGOS M, et al. Immunotherapy: the meta-analyses. What have we Learned?Immunol Allergy Clin North Am, 2011, 31 (2): 159-173, vii.

30. CANONICA G W, BAENA-CAGNANI C E, COMPALATI E, et al. 100 years of immunotherapy: the Monaco charter. Under the high patronage of His Serene Highness Prince Albert II of Monaco. Int Arch Allergy Immunol, 2013, 160 (4): 346-349.

31. 娄玮,王成硕,张罗. 调节性 T 细胞在过敏性鼻炎及抗原特异性免疫治疗中的作用. 首都医科大学学报, 2012, 33 (6): 729-734.

32. MAAZI H, SHIRINBAK S, WILLART M, et al. Contribution of regulatory T cells to alleviation of experimental allergic asthma after specific immunotherapy. Clin Exp Allergy, 2012, 42 (10): 1519-1528.

33. 刘孝桥,涂睿. 特异性免疫治疗对支气管哮喘患儿 Th_1/Th_2 细胞因子表达及呼吸力学的影响. 实用医院临床杂志, 2014 (3): 68-69, 70.

34. HOLGATE S T, DJUKANOVIĆ R, CASALE T, et al. Anti-immunoglobulin E treatment with omalizumab in allergic diseases: an update on anti-inflammatory activity and clinical efficacy. Clin Exp Allergy, 2005, 35 (4): 408-416.

35. STIEMSMA L T, REYNOLDS L A, TURVEY S E, et al. The hygiene hypothesis: current perspectives and future therapies. Immunotargets Ther, 2015, 4: 143-157.

36. JUST J, BELFAR S, WANIN S, et al. Impact of innate and environmental factors on wheezing persistence during childhood. J Asthma, 2010, 47 (4): 412-416.

37. ALFVÉN T, BRAUN-FAHRLÄNDER C, BRUNEKREEF B, et al. Allergic diseases and atopic sensitization in children related to farming and anthroposophic lifestyle—the PARSIFAL study. Allergy, 2006, 61 (4): 414-421.

38. MUTIUS E V. The microbial environment and its influence on asthma prevention in early life. J Allergy Clin Immunol, 2016, 137 (3): 680-689.

39. EGE M J, MAYER M, NORMAND A, et al. Exposure to environmental microorganisms and childhood asthma. N Engl J Med, 2011, 364 (8): 701-709.

40. SHREINER A, HUFFNAGLE G B, NOVERR M C. The "Microflora Hypothesis" of allergic disease. Adv Exp Med Biol, 2008, 635: 113-134.

41. CHUNG K F. Airway microbial dysbiosis in asthmatic patients: a target for prevention and treatment?J Allergy Clin Immunol, 2017, 139 (4): 1071-1081.

42. ABRAHAMSSON T R, JAKOBSSON H E, ANDERSSON A F, et al. Low gut microbiota diversity in early infancy precedes asthma at school age. Clin Exp Allergy, 2014, 44 (6): 842-850.

43. ARRIETA M, STIEMSMA L T, DIMITRIU P A, et al. Early infancy microbial and metabolic alterations affect risk of childhood asthma. Sci Transl Med, 2015, 7 (307): 307ra152.

44.STIEMSMA L T, TURVEY S E. Asthma and the microbiome: defining the critical window in early life. Allergy Asthma Clin Immunol, 2017, 13: 3.

45. EGE M J, BIELI C, FREI R, et al. Prenatal farm exposure is related to the expression of receptors of the innate immunity and to atopic sensitization in school-age

children. J Allergy Clin Immunol，2006，117（4）：817-823.

46. 赵晓燕，谢强敏，陈季强，等．母牛分枝杆菌菌苗对哮喘豚鼠气道收缩和炎症反应的影响．中华结核和呼吸杂志，2003，26（4）：218-222.

47. 赵云峰，罗永艾，黄习臣．母牛分枝杆菌菌苗对支气管哮喘豚鼠的免疫预防作用．中华结核和呼吸杂志，2005，28（12）：859.

48. 谢世光，张伟．卡介菌多糖核酸对哮喘小鼠 Th_1/Th_2 类某些细胞因子分泌的影响．中华结核和呼吸杂志，2002，25（2）：77.

49. 王苹莉，沈华浩，王绍斌，等．减毒活菌卡介苗对哮喘小鼠气道炎症及外周血 Th_1/Th_2 平衡的影响．中华内科杂志，2004，43（7）：542-543.

50. 谢强敏，卞如濂，吴康松，等．微卡对致敏小鼠气道炎症和 Th_1/Th_2 比例变化的影响．中华结核和呼吸杂志，2002，25（8）：488-491.

对于哮喘 – 慢性阻塞性肺疾病重叠综合征的一些思考

2014 年版的慢性阻塞性肺疾病全球倡议（Global Initiative for Chronic Obstructive Lung Disease，GOLD）首次提出哮喘和慢性阻塞性肺疾病共存的概念，即哮喘 – 慢性阻塞性肺疾病重叠综合征（asthma–chronic obstructive pulmonary disease overlap syndrome，ACOS），当时并没有提出更具体的内容，提出待与GINA 委员会协商后共同制定 ACOS 的具体内容。2014 年版的GINA 首次全面阐述了 ACOS 的定义，并提出对于慢性气道疾病的五步诊断法和 ACOS 的具体诊断标准和治疗手段。相关文献已有具体描述。2015 年、2016 年、2017 年、2018 年版的 GOLD、GINA 虽然设有专门篇章介绍 ACOS，但基本内容与 2014 年版GINA 大体相同。在这期间，国内学者纷纷发表文章介绍 ACOS的相关内容，包括定义、特点、危害和诊断等问题，似乎已经成为一种共识，并有大量临床研究结果发表。

笔者在反复学习、研读上述文献后发现，尽管 ACOS 被确定为客观存在的一种临床现象，深入认识、研究这个问题具有重要的理论和实际意义，然而在临床工作中如何处理，却存在诸多难题，现分述如下。

23. 对 ACOS 的诊治标准还存在很多不确定因素

2014 年版 GINA 新增一章专门讨论哮喘与 COPD 同时存在的重叠综合征问题，现实中准确区别哮喘与 COPD 有时十分困难，相当大的一部分患者同时具有哮喘与 COPD 的特征，为此曾经提出 ACOS。某些研究结果显示，与单纯哮喘、COPD 患者相比，ACOS 患者更容易发生急性加重，生活质量评分更低，肺功能指标下降更快，病死率更高，医疗卫生资源消耗更大。由于不同作者采用的纳入标准不同，具有 ACOS 特征的患者比例为 15%～55%，而临床医师诊断一致的 ACOS 的比例为 15%～20%。

其实早在 1961 年提出的荷兰假说认为哮喘、慢性支气管炎和肺气肿属于同一类病种的不同临床表型。此后，有关 3 种疾病之间关系的争论就一直没有停止过。即使到了 1963 年提出 COPD 的概念，这个问题仍旧没有得到解决。COPD 和哮喘的病因、病理改变、发病概况、临床表现都是既有相同之处，又有不同之处。现在问题的关键在于这两种疾病的诊断、治疗方案分别是由两个协会负责制定的，两种疾病诊断标准中对于气流受限可逆性的判断标准不同。早在 2005 年，笔者曾经投稿给《中华结核和呼吸杂志》提出这个问题，其后无人给予解答。

哮喘诊断标准中认为，吸入支气管舒张剂后 FEV_1 的改善 $\geqslant 12\%$，且 FEV_1 增加的绝对值 $\geqslant 200$ mL，即可认为气流受限完全可逆，支气管舒张试验阳性，据此可以诊断为哮喘，否则判断为气流受限不完全可逆，支气管舒张试验阴性，通常不能诊断为哮喘；而 COPD 诊断标准中认为，如果吸入支气管舒张剂后 $FEV_1/FVC\% < 70\%$，即可认为气流受限完全不可逆，可以据此诊断为 COPD。两个协会对于判断气流是否可逆采用的标准不同，在这种情况下，应如何制定 ACOS 诊断标准呢？

2014 年 5 月，新版的 GINA 专设第五章介绍了 ACOS 问题，包括 ACOS 的定义、临床特征描述、临床上如何分步确定 ACOS（五步诊断法），并提出如果慢性气道疾病患者同时兼有 COPD 和哮喘的若干临床特点则可以考虑诊断为 ACOS，并提出相应的肺功能检查标准，即吸入支气管舒张剂后 $FEV_1/FVC\% < 70\%$，FEV_1 的改善率 $> 12\%$，绝对值 > 400 mL。但是临床上仍旧存在很多具体问题，包括 ACOS 患者的病情评估是按照 ABCD 体系，还是按照哮喘病情控制水平呢？治疗策略是按照 ABCD 评估结果选择治疗方案，还是按照哮喘的"3 个环节、5 个阶段"实施阶梯治疗呢？ACOS 患者的治疗中是否还存在降级治疗问题？这些问题的答案都还是未知数，有待今后进一步研究、探讨。

24. ACOS 在诊治过程中作为一个综合征的必要性有待商榷

回过头来再冷静地思考一下，提出 ACOS 问题是不是把慢性气道疾病搞得更复杂了呢？在人类科学研究过程中，把一件简单的事复杂化很容易，然而要把一件复杂的事简单化则相对比较困难。笔者曾设想过，我们可否抛开 ACOS 这一概念来处理慢性气道疾病，即哮喘与 COPD 呢？现在的哮喘与 COPD 早已有相应的诊断、治疗、管理标准和策略，目前已经比较完善。

这样讲并非想完全否定哮喘与 COPD 共存的现象或事实，只是想简化一下处理策略、措施。例如，一位哮喘患者或由于早期诊断、治疗不及时或不规范，后期其气流受限由完全可逆变为不可逆了；或由于患者染上吸烟等不良习惯，在哮喘基础上合并了 COPD，此时只需要在原来的治疗方案、计划中加入 LAMA 即可。其实最近几年早有文献对 ICS/LABA 疗效不佳的哮喘患者同时合用 LAMA 效果很好的报道。相反，如果一些 COPD 患者由于某种原因出现对外界变应原过敏，EOS% 升高，FEV_1 变异水平增大，或 FeNO 水平升高，这时只需在原有治疗方案中增加 ICS 就可以了。GOLD 中早就提出对重度和危重度 COPD 患者（$FEV_1 \leqslant 50\%pred$）给予吸入性皮质类固醇 / 长效 β_2 受体激动剂（ICS/LABA），至于慢性阻塞性肺疾病急性加重（acute exacerbation of chronic obstructive pulmonary disease，AECOPD）

患者全身或局部应用 ICS 则更加顺理成章。如果临床上遇到兼有哮喘和 COPD 两种疾病特点，而患者自己又无法分清这两种疾病孰先孰后，索性将 ICS、LABA、LAMA 一起使用，这在原则上并无错误，不必再去纠缠两者的关系。

25. 哮喘和 COPD 视为一个疾病实体，可能会模糊两种疾病之间的界限

如果大家认为这样做有些随意，那么可以从表型这个角度来处理 ACOS 问题，即在 COPD 表型中增加一个合并哮喘型，而哮喘表型中增加一个合并 COPD 型，治疗中再适当调整，也比再另设一种疾病——ACOS 简单多了。

《新英格兰医学杂志》发表了一篇有关 ACOS 的综述。作者详细地描述了哮喘和 COPD 各自的特点及其相同之处，包括 AHR、气道阻塞的可逆性、特应性、气道炎症、呼出气体中 NO 水平检测，并提出了 ACOS 诊治的一系列相关问题，包括患病率和治疗等。作者在这篇综述中指出，GINA 和 GOLD 文件中没有给 ACOS 做出明确的定义，认为对其临床表型及其发病机制还需要提供更多的证据。作者坦承，到目前为止尚缺少前瞻性的双盲临床研究资料证实如何治疗 ACOS，即 ACOS 患者最有效的治疗措施是什么，目前尚不清楚。鉴于目前尚缺乏有关 ACOS 随机对照性研究，很难为 ACOS 患者提供准确的治疗指南。同时作者提

出，将 ACOS 视为一种疾病实体的危险性在于可能会模糊哮喘和 COPD 两者之间的界限，并且会导致过度治疗，特别是 ICS。

26. ACOS 之我见

奥卡姆一生写下了大量的著作，但是最著名的只有八个字："如无必要，勿增实体"，说得更明白一些，在科学上如果没有必要，就不需要增加不必要的名词。其本意就是只需承认一个确实存在的东西，凡是干扰这一具体存在的空洞无用的概念都是累赘和废话，应一律取消。后来这种思维方式被称为奥卡姆剃刀原则或简化思维。这种简化思维的精髓在于舍弃一切复杂的表象，直指问题的本质。科学的本质在于求真，其最高境界是最大化的简明、简洁，而不是把一个简单的事物搞得十分复杂、烦琐。

近年来在临床医学领域内有一种倾向，就是有越来越多的所谓重叠综合征（overlap syndrome，OS）。在风湿病学中就有多种重叠综合征，呼吸病学中的重叠综合征就更多了。1995 年，美国胸科学会在首次颁布的 COPD 指南中对哮喘、慢性支气管炎、肺气肿、COPD、气流阻塞进行定义时画了 3 个圈（图 2），这 3 个圈相交，其中 4 种存在重叠。COPD 与阻塞性睡眠呼吸暂停（obstructive sleep apnea，OSA）同时存在就被称为一种重叠综合征。又提出哮喘与 COPD 并存的重叠综合征。照此推测，COPD

中的慢性支气管炎与肺气肿也可称为一种重叠综合征。同样的道理，COPD 与支气管扩张同时存在又可称为一种重叠综合征，COPD 与胃食管反流同时存在也可称为重叠综合征，如此下去，没完没了，只会增加许多不必要的麻烦，并无实际上的益处。

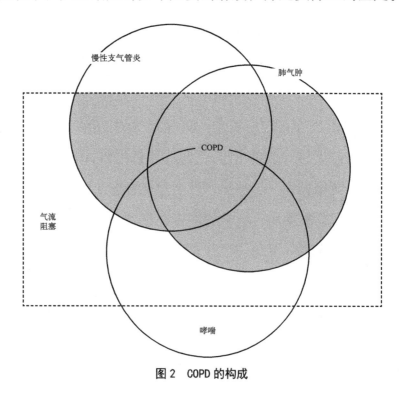

图 2　COPD 的构成

[资料来源：Standards for the diagnosis and care of patients with chronic obstructive pulmonary disease. American Thoracic Society. Am J Respir Crit Care Med，1995，152（5 Pt 2）：S77-S121.]

现代医学发展历程中大多提倡加法，新的知识、技术、方法越来越多，医师的负担越来越重，这一定有好处吗？为什么不可以实行减法，尝试减掉一切烦琐、过时的，甚至已经被实践证明没用的东西呢？

目前，国际通用的 ICD-11 编码是通过疾病分类法将各科疾病系统分类，使病案中的原始信息按不同的用途加工成可被利用的信息，除了用于医疗工作外，还有助于医师的教学和临床研究、医疗资源利用评价、流行病学研究、医疗保险及卫生主管部门施政时参考。正确认识疾病是编码的基础，医学是一门不断发展的科学，随着研究手段的不断改进，医师对疾病的了解也将不断深入。而疾病分类是基于人们对于现有疾病的认识所建立的分类体系，随着对疾病认识水平的提高，相应疾病在分类体系中的归类也应发生改变，但是要注意扩展编码必须谨慎，保证符合疾病分类的科学性、准确性、完整性、适用性和可操作性的要求。如果在现有的基础上，再增加 ACOS 的疾病编码很可能会徒增疾病分类的负担。

此外，仔细查阅一下医学辞典就会发现，"over"一词本身就有重叠、过多之意。另外，此处"syndrome"一词用得也不够准确，当前对"综合征"的解释是多种不同原因最后引发相同的或相似的症状，且发病机制不够明确的症候群，如急性呼吸窘迫综合征。而我们这里讨论的"overlap syndrome"根本不属于这种情况，因为无论是 COPD 还是哮喘，其病因基本上清楚，发病机制也大抵比较明确。后来，GINA 在 2017 年承认"syndrome"一词用词不当，将"S"去掉，变成了"ACO"这样一个不伦不类的名词。笔者认为，在哮喘或 COPD 防控体系中，再增加一个重叠综合征实在没有任何实际意义，只会增加许多负担和造成混乱现象。

2017 年，笔者在《慢性阻塞性肺疾病何权瀛 2016 观点》一书中明确阐述了上述观点，其后，2019 年更新的《慢性阻塞性肺疾病何权瀛 2019 观点》一书中重申上述观点，但响应者并不多。直至 2020 年版 GOLD 前言明确表示今后不再采用"ACO"这个名词，并且承认哮喘和 COPD 是两种不同的疾病，尽管二者在某些方面可能有相似之处。至此，有关"ACO"的争议算是告一段落。

参考文献

1. Global Initiative for chronic obstructive lung disease update 2014. https：// goldcopd. org.

2. Global Initiative for Asthma. Global Strategy for Asthma Management and Prevention Update 2014.2014.

3. Global Strategy for the Diagnosis，Management and Prevention of Chronic Obstructive Lung Disease update 2015.2015.

4. Global Strategy for the Diagnosis，Management and Prevention of Chronic Obstructive Lung Disease update 2016. 2016.

5. Global Strategy for Asthma Management and Prevention update 2015.2015.

6. 张弘，蔡柏蔷. 支气管哮喘慢性阻塞性肺疾病重叠综合征简介. 中华结核和呼吸杂志，2014，37（9）：713-715.

7. 王玉红，金建敏. 2014 年慢性阻塞性肺疾病全球倡议更新带来的思考. 中华结核和呼吸杂志，2014，37（11）：870-873.

8. 孙永昌. 关于哮喘－慢阻肺重叠综合征的几个问题. 中华结核和呼吸杂志，2014，37（12）：965.

9. 牟向东，陈亚红. 哮喘－慢阻肺重叠综合征还是慢阻肺－哮喘重叠综合征？中华结核和呼吸杂志，2014，37（12）：964.

10. 孙永昌. 哮喘－慢阻肺重叠综合征指南解读. 中国呼吸与危重监护杂志，2014，13（4）：325-329.

11. 张海琴，程齐俭，万欢英. 支气管哮喘－慢性阻塞性肺疾病重叠综合征的诊治进展. 中国呼吸与危重监护杂志，2014，13（2）：219-222.

12. 戴晓新，洪旭初. 慢阻肺－哮喘重叠综合征及药物治疗现状. 实用医学杂志，2014（14）：2189-2190.

13. 邓帆，董航明，邹梦晨，等. 支气管哮喘与慢性阻塞性肺疾病及其重叠综合征患者中性粒细胞极性化的差异. 中华医学杂志，2014，94（48）：3796-3800.

14. 杨爽，赵海金，蔡绍曦. 哮喘－慢性阻塞性肺疾病重叠综合征. 中国呼吸与危重监护杂志，2015，14（2）：214-217.

15. 路明，姚婉贞. 支气管哮喘－慢性阻塞性肺疾病重叠综合征研究进展. 中国实用内科杂志，2015，35（5）：379-381.

16. 王文秀，邵玉霞. 哮喘－慢性阻塞性肺疾病重叠综合征诊疗研究进展. 疑难病杂志，2015（7）：759-762.

17. 彭磊. 哮喘和慢性阻塞性肺疾病重叠综合征研究现状. 临床肺科杂志，2015（3）：546-549.

18. 杨海华，金先桥，王桂芳，等. 支气管哮喘 – 慢性阻塞性肺疾病重叠综合征患者血清维生素 D 水平的临床研究. 临床内科杂志，2015（7）：455-457.

19. 李鸿茹，林丹，陈愉生，等. 哮喘慢阻肺重叠综合征与单纯慢性阻塞性肺疾病的病例对照研究. 中国呼吸与危重监护杂志，2015，14（4）：332-336.

20. 李超，方圆，李志奎. 哮喘 -COPD 重叠综合征相关性疾病 166 例分析. 中华肺部疾病杂志（电子版），2015，8（6）：36-40.

21. 谢华，朱天怡，刘美岑，等. ACOS 与同期哮喘和 COPD 患者住院情况调查分析. 现代生物医学进展，2015，15（32）：6279-6282.

22. 史菲. 呼出气一氧化氮对哮喘 -COPD 重叠综合征的诊疗价值. 中华急诊医学杂志，2015，24（6）：634-638.

23. 万敏，唐小婷，张巧，等. 哮喘 – 慢阻肺重叠综合征患者 240 例临床特征分析. 第三军医大学学报，2015，37（21）：2181-2185.

24. 孟珊珊，闫冰迪，王艳军，等. 支气管哮喘 – 慢性阻塞性肺疾病重叠综合征 265 例. 实用医学杂志，2015，31（3）：437-438.

25. 郭巍，张继华. 支气管哮喘 – 慢性阻塞性肺疾病重叠综合征的研究进展. 实用医学杂志，2015（8）：1217-1218.

26. 徐飞，董竞成. 哮喘 – 慢性阻塞性肺疾病重叠综合征的临床研究进展. 中国全科医学，2016（5）：500-506.

27. 黄晓梅，贺云鹏，许元文. 慢性阻塞性肺疾病 – 哮喘重叠综合征和 COPD 患者临床特征的差异性. 实用医学杂志，2016，32（15）：2491-2494.

28. 朱海玲，陈国忠，余红樱，等. 哮喘 – 慢性阻塞性肺疾病重叠综合征患者呼出气一氧化氮检测的临床意义.武汉大学学报（医学版），2016，37（6）：938-941，945.

29. 彭琦，倪高顺.哮喘－慢性阻塞性肺疾病重叠综合征患者致死原因分析.中国呼吸与危重监护杂志，2016，15（6）：548-551.

30. 袁彬凡，吴东，何若云，等.哮喘-COPD重叠综合征机械通气患者肺泡灌洗液 SP-D 及 IL-8 意义分析.中国免疫学杂志，2016，32（7）：1035-1038.

31. 顾永丽，金美玲，叶晓芬，等.支气管哮喘和慢性阻塞性肺疾病靶向治疗新进展.中华结核和呼吸杂志，2016，39（10）：799-802.

32. 胡志鹏，孙秀平，高明贵.哮喘-COPD重叠综合征相关性疾病联合用药疗效分析.国际呼吸杂志，2016，36（23）：1764-1768.

33. 窦丽阳，刘颖.支气管哮喘－慢性阻塞性肺疾病重叠综合征的分型诊疗进展及新的研究方向.国际呼吸杂志，2016，36（13）：1028-1031.

34. 邓玎玎，周爱媛，双庆翠，等.支气管哮喘－慢性阻塞性肺疾病重叠综合征的诊断及治疗现状.国际呼吸杂志，2016，36（13）：1023-1027.

35. 黄巍，李杰.重叠综合征与慢性阻塞性肺疾病急性加重期住院患者的临床比较研究.现代诊断与治疗，2016，27（8）：1461-1462.

36. 杨云凤.哮喘－慢性阻塞性肺病重叠综合征的研究进展.中国医师杂志，2016，18（5）：789-793.

37. 张晓岩，林江涛.2017年全球哮喘防治倡议指南解读.中国实用内科杂志，2017，37（8）：709-711.

38. 邓玎玎，周爱媛，双庆翠，等.呼出气一氧化氮测定对支气管哮喘－慢性阻塞性肺疾病重叠综合征的诊断价值 . 中华结核和呼吸杂志，2017，40（2）：98-101.

39. 陈维志，张治，陈路光，等 . 化痰活血降气方联合西药治疗哮喘－慢阻肺重叠综合征急性发作期临床观察 . 新中医，2017，49（5）：35-37.

40. 潘明鸣，张洪胜，孙铁英 . 老年男性支气管哮喘－慢性阻塞性肺疾病重叠综合征患者肺功能特征分析 . 中华老年医学杂志，2017，36（2）：146-150.

41. 王欠欠，蔡文姬，孙立燕，等 . 老年哮喘－慢性阻塞性肺疾病重叠综合征患者呼出气一氧化氮及过敏原检测的临床价值 . 中国老年学杂志，2017，37（6）：1443-1444.

42. 刘媛媛，克丽别娜·吐尔逊，迪丽努尔，等 . 类固醇激素联合 β_2 受体激动剂对哮喘－慢性阻塞性肺疾病重叠综合征的短期疗效 . 实用医学杂志，2017，33（15）：2439-2442.

43. 王淑敏，马健，金亚明 . 射干麻黄汤加减联合信必可治疗哮喘－慢性阻塞性肺疾病重叠综合征急性发作期临床研究 . 南京中医药大学学报，2017，33（5）：535-537.

44. 梁静波，方秋红 . 支气管哮喘－慢性阻塞性肺疾病重叠综合征的研究进展 . 中国老年学杂志，2017，37（7）：1784-1786.

45. 肖钦文，李海梅，曾珠，等 . Th[17]、Treg 细胞失衡与哮喘－慢阻肺重叠综合征的相关性及金匮肾气丸干预后的影响研究 . 中药药理与临床，2018，34（2）：5-9.

46. 陈琼琰，戴元荣，金晨慈，等 . 酮替芬治疗不同呼出气一氧化氮水平的哮喘－慢性阻塞性肺疾病重叠综合征的临床疗效研究 . 中国全科医学，2018，21（3）：278-282.

47. 李瑞敏，徐伟涵，金建敏，等. 哮喘－慢性阻塞性肺疾病重叠综合征临床诊断的初步探讨. 中国呼吸与危重监护杂志，2018，17（6）：557-560.

48. 李晓平，刘冀，杨发满，等. 哮喘－慢阻肺重叠综合征与慢阻肺患者中性粒细胞明胶酶相关脂质运载蛋白的差异性研究. 中国病原生物学杂志，2018，13（3）：306-310.

49. 宋征，郑翠翠，邢树礼，等. 哮喘－慢性阻塞性肺疾病重叠综合征患者的全程化药学服务. 医药导报，2018，37（3）：319-322.

50. 熊小明，童国强，付云杰，等. 支气管哮喘－慢性阻塞性肺疾病重叠综合征患者呼出气冷凝液和血清 8-isoPG、MPO、LTB$_4$、IL-6 的测定及临床意义. 实用医学杂志，2018，34（4）：649-652.

51. 李清，黄成亮，范贤明. 支气管哮喘－慢性阻塞性肺疾病重叠综合征患者血清维生素 D 与炎症因子及肺功能的相关性. 广东医学，2018，39（4）：562-565.

52. KERSTJENS H A M, DISSE B, SCHRÖDER-BABO W, et al. Tiotropium improves lung function in patients with severe uncontrolled asthma：a randomized controlled trial. J Allergy Clin Immunol，2011，128（2）：308-314.

53. KERSTJENS H A M, ENGEL M, DAHL R, et al. Tiotropium in asthma poorly controlled with standard combination therapy. N Engl J Med，2012，367（13）：1198-1207.

54. POSTMA D S, RABE K F. The Asthma-COPD Overlap Syndrome. N Engl J Med，2015，373（13）：1241-1249.

55. Global Initiative for Asthma. Global Strategy for Asthma Management and Prevention Update 2017. 2017.

56. 何权瀛 . 慢性阻塞性肺疾病何权瀛 2016 观点 . 北京：科学技术文献出版社，2017：146-156.

57. 何权瀛 . 慢性阻塞性肺疾病何权瀛 2019 观点 . 北京：科学技术文献出版社，2019：164-173.

58. 2020 Global Initiative for Chronic Obstructive Lung Disease， Inc. Global Strategy for the Diagnosis， Management， and Prevention of Chronic Obstructive Pulmonary Disease（2020 REPORT）. 2020.

人工智能与支气管哮喘

为了便于读者阅读，笔者首先介绍一下有关人工智能的若干基本概念。

• 人工智能（artificial intelligence，AI）：研究开发用于模拟、延伸和扩展人类智能的理论、方法、技术及应用系统的一门新的技术科学。其研究目的是促使智能机器会听（语音识别、机器翻译等），会看（图像识别、文字识别等），会说（语音合成、人机对话等），会思考（人机对弈、定理证明等），会学习（机器学习、知识表示等），会行动（机器人、自动驾驶汽车等）。

• 神经网络（图3、图4）：一项重要的机器学习技术，通过模拟人脑的神经网络，以期能够实现类人工智能的机器学习技术，是深度学习的基础。

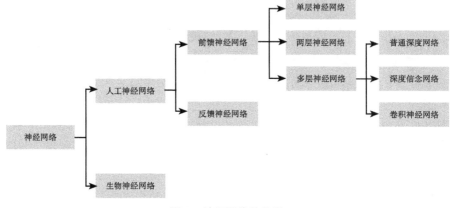

图3　神经网络的分类

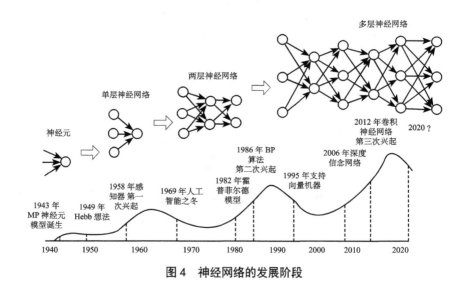

图4　神经网络的发展阶段

　　• 人工神经网络：一种应用类似于大脑神经突触连接的结构进行信息处理的数学模型，是一种模仿动物神经网络行为特征，进行分布式并行信息处理的算法数学模型。

　　• 深度学习：多层神经网络相关的学习方法，目前认为至少应当包括 3 层——卷积神经网络 - 目前主要深度学习 - 算法。

• 卷积神经网络（convolutional neural network，CNN）：一类包含卷积计算且具有深度结构的前馈神经网络，是深度学习的代表算法之一，主要用于图像处理和语音识别。主要由两部分组成，一部分是特征提取（卷积、激活函数、池化）；另一部分是分类识别（全连接层）。

• 一维卷积神经网络主要用于序列类数据的处理；二维卷积神经网络常应用于图像类文本的识别；三维卷积神经网络主要应用于医学图像和视频类数据的识别。

27. 人工智能发展大事记

• 1950 年图灵测试：AI 迈开的第一步，其主要目的是测试机器是否具备人类智能（图 5）。

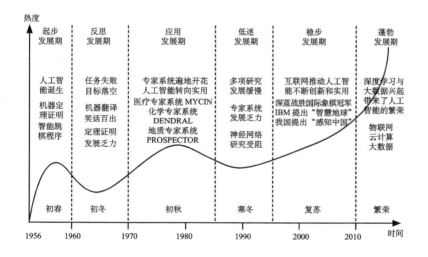

图 5　AI 的发展阶段

- 1956 年（人工智能元年）达特茅斯会议：用机器来模仿人类学习和其他方面的智能，讨论自动计算机、如何为计算机编程，使其能够使用语言、神经网络、计算规模理论、自我改造、抽象、随机性与创造性。

- 1997 年，美国 IBM 公司生产的电脑深蓝战胜国际象棋世界冠军卡斯帕罗夫。

- 2002 年，家用吸尘器机器人 Roomba 诞生。

- 2008 年，苹果手机推出谷歌语音识别功能。

- 2010 年，利用神经网络技术的智慧机器人 Nao、舞蹈机器人诞生。

- 2011 年，IBM 公司开发的 Waston 在美国智力竞赛节目中打败 2 位人类冠军。

- 2012 年，虚拟大脑 Spaun 诞生，并通过了最基本的智商测试。

- 2013 年，深度学习算法广泛运用于产品开发中，Facebook 成立人工智能实验室。

- 2013 年，中国天河二号计算速度达世界超级计算机最高纪录的两倍。

- 2014 年，Eugene Goostman 聊天机器人首次通过图灵测试。

- 2014 年，Facebook 研发出人脸识别软件 Deepface。

- 2014 年，人工智能开始在日常生活中应用，如搜索引擎、无人机等。

- 2015 年，人工智能突破之年，Google 开源机器学习平台 TensorFlow 深度软件库建立。
- 2015 年，英国剑桥大学成立人工智能研究所。
- 2016 年，谷歌 AlphaGo 战胜围棋世界冠军李世石。
- 2016 年，Uber 完成无人驾驶系统测试。
- 2016 年，中国神威－太湖之光超级计算机速度达世界超级计算机最高纪录的 3 倍。
- 2017 年，机器人索菲亚被授予沙特公民身份。
- 2018 年，中国科学院发布国内首款云端人工智能芯片。
- 2018年，第三代国产骨科手术机器人天玑模拟做手术。

28. 人工智能技术在哮喘诊断和评估及管理中的初步应用情况

通过无创方式对呼吸音进行数字化处理，可以为电子医学明确病理变化，从而为做出诊断提供有价值的信息。典型的持续性异常呼吸音如哮鸣音，在临床上常与哮喘和 COPD 有关。同时，非持续性、偶尔发生的爆裂音，临床上常与肺炎、支气管炎等有关。几十年来，许多研究致力于对这两种呼吸音进行确定和分级，然而由于确定哮鸣音、爆裂音、正常呼吸音需要可靠和准确的分辨技术，还存在一定困难。Chen 等在其研究中提供了一种崭新的方法，利用资源开放技术（open source technology,

OST）和残差网络（residual network，ResNet）技术对哮鸣音、爆裂音和正常呼吸音进行鉴别，首先通过推荐的 OST 技术对原始的呼吸音进行加工处理，其后采用 ResNet 程序对 OST 图像进行调制，采用 ResNet 程序进行学习和分类，对呼吸音进行识别。所提供 OST 的主要目的在于区分哮鸣音、爆裂音和正常呼吸音的特点，深度学习可以更好地识别这 3 种声音的特点，这种处理方法为呼吸病相关电子医学和 E 健康诊断提供可靠的支持。实践结果显示，用于处理程序的 OST、ResNet 对于呼吸音多级分类的效果相当好，准确性、敏感性和特异性分别为 98.79%、96.27% 和 100%，呼吸音的 3 级分类比较提示，目前所提供的方法优于卷积神经网络 3.23%，优于人工神经网络（artificial neural network，ANN）4.22%。

哮鸣音是一种由于气道狭窄而产生的附加的持续性高调呼吸音，最常见于哮喘和肺炎，目前已将 AI 技术广泛用于哮鸣音分析。Nabi 等最近发表了一篇文献复习，纳入了 12 篇来自不同背景的用于哮鸣音分析的文献。作者提出在这个领域内，人工智能无论对于医师个人，还是持续监测哮喘患者的健康状况，都有广泛的应用前景。文献复习的结果显示，哮鸣音分析可以根据疾病的严重程度和疾病的类型对患者进行分级，不同作者报道的结果有所差异，但准确率分别为 92.8% 和 93.7%，有效率为 84.2% 和 84.2%，敏感性分别为 94.6% 和 93.0%，特异性分别为 91.9% 和 100%。

近年来，有许多作者在探讨是否可以应用深度学习模式结合患者的症状、体征和客观检查（肺功能检查、支气管激发试验）提示成人哮喘初始诊断方面的效果，并与常规机器学习模式进行比较。Tomita 等对这个问题进行了一项前瞻性研究，研究对象来源于美国肯代尔大学医院，共纳入 566 名成人门诊患者，这些患者均是因非特异性呼吸道症状首次就诊。呼吸内科专家依据症状、体征和客观检查结果对哮喘进行综合诊断，与逻辑分析模式、支持向量机器（support vector machine，SVM）学习、深度神经网络学习模式进行对比，结果显示，单独根据症状、体征做出成人哮喘的诊断，深度神经网络学习模式的准确率为 68%；逻辑分析模式的准确率为 65%；SVM 的准确率为 60%。如果依据症状、体征、生化检查、肺功能检查和支气管激发试验结果，诊断哮喘的准确率上升到 98%，显著高于逻辑分析（94%）和 SVM（82%）。作者的结论是，深度神经网络学习模式可以更好地提高成人哮喘的诊断性能，与经典的机器学习模式相比，如逻辑分析和 SVM，基于症状、体征和客观检查项目，可以提高成人哮喘的诊断性能。

支气管哮喘是一种慢性疾病，涉及多种临床流行病学因素。从这一点来看，早期确诊之后给予管理，则需要为患者提供更好的健康照护知识。为了探讨一种更有效的机器学习模式，Das 等采用计算机诊断哮喘，将临床流行病学和肺功能信息结合起来，帮助肺科、呼吸内科医师做出诊断决策。他们的研究共纳入

42 项参数（临床例行检查参数 30 项、肺量计检测结果 12 项）作为哮喘诊断依据，采用统计学评估方法，以确定应用的描述哮喘的特征。依据 3 种神经网络模式（概率、发散式功能、多层感知神经网络模式）和选择决策树技术，对其模糊分级方案进行研究。最后采用敏感性、特异性、总体有效率 3 项指标对预先设计的诊断方案进行评估，结果发现，只有 17 项指标对鉴别两组研究对象（哮喘和正常对照组）达到统计学显著性水平。在受训的神经网络模式中，根据统计学具有显著性的哮喘特征进行自动分级。多层感知神经网络模式准确性最高（敏感性 96.55%，特异性 97.18%，分级总体有效率 96.86%）。此外，与多层感知神经网络模式相比，选择决策树也具有较好的哮喘筛选准确性（敏感性 97.73%，特异性 99.53%，分级总体有效率 99%）。因此认为，选择决策树仅依据 7 项参数就具有很高的准确性、良好的重复性和自动性能。

哮喘并不是一种单纯性疾病，而是许多不同疾病的集合体（综合征），其中每种都发轫于不同的病理生理机制。这些不同的疾病实体，通常被冠以哮喘的内型之称，不同哮喘亚型的发现源于主观的方法，在这种模式中，可以依据专家的资料，结合机器学习提出不同的假定分型。Howard 等对这个问题进行文献综述，结果发现聚类分析法是一种潜在的机器学习分析技术，可以将儿童时期的不同哮喘和喘息个体加以区别，过去 5 年内应用这种方法研究所发现的各种临床表现可以确定哮喘患者的内在表型，这是理解哮喘患者不同病理生理机制的基础，以此为基础，可以对哮喘患者进行更准确的分类防治，包括进行更好的靶向治疗，以实现有效的个体化治疗措施。

早期识别炎症标志物和哮喘、药物不良反应、过敏性鼻炎、特应性皮炎及其他过敏性疾病的关系，对识别变态反应而言是一个重要议题。以往大量文献研究都是根据经典的统计学方法进行的，随着计算机技术的发展，如依据计算机软件系统在这个领域可能具有很好的前景。Tartarisco 等对主要的软件技术，如人工神经网络、SVM、贝叶斯网络和模糊逻辑分析进行系统回顾，以评价上述技术在变态反应疾病这个领域中的性能，具体做法是依据 Prisma 指南在 PROSPERD 数据库中登记，依据 PubMed 和 ScienceDirect 进行研究，结果显示，文献复习包括 29 篇与过敏性疾病相关的研究和计算机软件的性能，作者报道总体准确率为 86.5%，主要聚焦于支气管哮喘。研究结果显示，计算机软件系统适合大数据分析，具有很好的性能（图 6）。

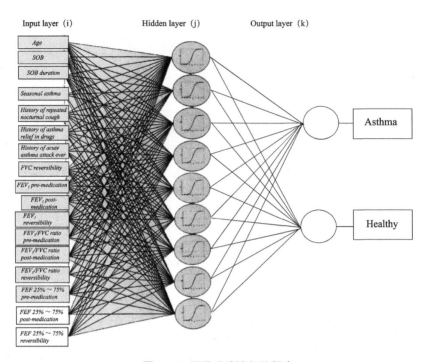

图6 AI 用于哮喘诊断的程序

　　Spathis 等尝试应用机器学习法用于哮喘和 COPD 的诊断，他们检测了在健康照护领域，特别是呼吸系统疾病，如哮喘和 COPD 的预防、诊断和治疗临床决策支持系统中的作用。一项经验性肺病研究包括描述性样本 132 人，旨在确定影响这些疾病诊断的主要因素。机器学习法的结果显示，COPD 中随机森林分类效能远远优于其他技术，准确性达 97.7%，对于 COPD 诊断最突出的因素是吸烟、FEV_1、年龄和 FVC，而在哮喘病例中采用随机森林分类法决策准确率达到 80.3%，最突出的贡献是最大呼气流量（maximum expiratory flow，MEF）25 ～ 75、年龄和喘息。

Gurbeta 等研制了一种可用于诊断哮喘和 COPD 的自动诊断遥控系统（包括 Android、Java、Matlab、PHP 等技术和肺功能检查、移动电话和专家诊断系统等），为了评价该系统的诊断效能，他们在 3 个偏远的初级健康照护单位、波斯尼亚和黑塞哥维那的一家医院和健康照护系统进行预实验，在为期 6 个月的研究中，评估了 780 名患者，诊断准确率达 97.32%，所采用的设备简便、方法简单，特别适合偏远农村、孤立的社团患者会诊，以及用于年龄大、活动不便患者的诊断。

为了确定是否能找到一项可以作为预测哮喘患者具有住院倾向的指标，Luo 等采用包括空气污染资料、天气资料、既往住院资料等内容，应用机器学习技术预测哮喘患者的住院情况，结果证实，应用上述早期预测检测指标，检验组合曲线下面积可达 0.832，故认为这些指标可以作为未来哮喘住院的良好预测因子。此外，尚有研究显示，一项类似二项式回归模型也可用于评估空气污染程度与哮喘住院的关系。

现代科学技术的发展速度、深度和广度已经远远超过全部科学家的想象力和预言能力，我们根本无法预测未来的 AI 技术会给临床医学带来哪些令人难以想象的变革，但可以肯定的是，目前我们对于 AI 的认识已经大大地落后于现代科学技术的发展速度，必须急起直追。

中国医学临床百家

参考文献

1. DAS D K，CHAKRABORTY C，BHATTACHARYA P S. Automated Screening Methodology for Asthma Diagnosis that Ensembles Clinical and Spirometric Information. Journal of Medical and Biological Engineering，2016，36：420-429.

2. TARTARISCO G，TONACCI A，MINCIULLO P L，et al. The soft computing-based approach to investigate allergic diseases：a systematic review. Clin Mol Allergy，2017，15：10.

3. HOWARD R，RATTRAY M，PROSPERI M，et al. Distinguishing Asthma Phenotypes Using Machine Learning Approaches. Curr Allergy Asthma Rep，2015，15（7）：38.

4. TOMITA K，NAGAO R，TOUGE H，et al. Deep learning facilitates the diagnosis of adult asthma. Allergol Int，2019，68（4）：456-461.

5. NABIEMAIL F G，SUNDARAJ K，KIANG L C，et al. Artificial Intelligence Techniques Used for Wheeze Sounds Analysis：Review. 3rd International Conference on Movement，Health and Exercise，2016：37-40.

6. CHEN H，YUAN X C，PEI Z Y，et al. Triple-Classification of Respiratory Sounds Using Optimized S-Transform and Deep Residual Networks. IEEE Access，2019，PP（99）：1.

7. SPATHIS D，VLAMOS P. Diagnosing asthma and chronic obstructive pulmonary disease with machine learning. Health Informatics J，2019，25（3）：811-827.

8. GURBETA L，BADNJEVIC A，MAKSIMOVIC M，et al. A telehealth system for automated diagnosis of asthma and chronical obstructive pulmonary disease. J Am Med Inform Assoc，2018，25（9）：1213-1217.

9. LUO L，LIAO C C，ZHANG F Y，et al. Applicability of internet search index for asthma admission forecast using machine learning. Int J Health Plann Manage，2018.

附录1 北京大学人民医院哮喘患者教育大事记

- 1993 年夏，开始不定期举办哮喘患者学习班。
- 2001 年，正式成立北京大学人民医院哮喘患者协会，组建北京大学人民医院哮喘患者宣教中心，由专人负责日常工作。
- 2003 年，组建哮喘专病门诊，由 2～3 名主治医师以上医务人员负责初诊。
- 2010 年，为使更多新近诊断的哮喘患者及时获取防治哮喘的知识和技能，在原有的哮喘患者教育计划外，开展哮喘患者普及班，每周活动一次，主要对象是临床工作中新近诊断的哮喘患者，主要任务是宣讲防治哮喘的知识和技术。
- 2011 年，举办北京大学人民医院哮喘患者协会成立

10 周年纪念大会，编辑出版大型画册和论文集。

· 2017 年，开始建立哮喘患者智能化管理平台，此项工作于 2018 年开始向基层普及。

· 2018 年夏秋，组织哮喘患者协会的每位成员根据其具体情况制定控制哮喘的书面计划。

· 2021 年，北京大学人民医院哮喘患者协会成立 20 周年。

附录2　北京大学人民医院
支气管哮喘患者协会章程

　　支气管哮喘是一种常见的慢性呼吸道疾病，不仅给广大哮喘患者带来数不尽的痛苦和烦恼，同时也给无数家庭和社会造成相当沉重的负担。尽管近年来哮喘防治研究取得了巨大的进步，但是仍旧有大量的哮喘患者得不到正规的治疗，患者的生活质量没有得到根本改善。为了改善哮喘患者的健康状况和提高防治哮喘知识水平，适应目前的医疗卫生体制改革，我们自愿组织起来，成立北京大学人民医院支气管哮喘患者协会。

　　本协会制定以下章程。

　　1. 协会宗旨：通过哮喘患者协会，最大限度地调动起哮喘患者及其家属防治哮喘的积极性，努力贯彻全球哮喘防治方案，提高哮喘患者防病治病水平，通过患者自身示范和辐射作用，加强患者之间和医患之间交流，使广大哮喘患者最大限度地享受现代医学科学技术发展带来的益处。对患者自己，减轻痛苦，改善生活质量；对国家，减轻社会负担，为人民做出更多贡献。

2. 参加人员条件：哮喘患者及其家属。非邪教信仰，非法轮功练习者。

3. 会员义务：积极参加协会组织的各项有关健康的活动，宣传医学科学知识，包括正确对待哮喘和科学防病治病知识，抵制各种迷信活动。

4. 会员权利：参加协会组织的各项活动，向医学专家提问咨询，取得有关哮喘防治知识的宣传材料，并有权对如何开展各项工作提出合理化建议。

5. 参加协会的程序和方法：根据自愿原则，符合上述条件的人员需遵守会员的权利和义务，认真填写书面申请即成为正式会员。

6. 活动内容和方式：通过举办科学讲座、现场咨询、组织患者交流防病治病体会等多种生动活泼的形式，提高会员对哮喘的认识和防治水平。

7. 为了便于组织工作，建立一个由 4 ～ 6 人组成的联络组。他们必须是热衷于此项工作，目前病情比较稳定的哮喘患者。具体人选由全体会员推选，可酌情择期改选。

8. 为了保证此项工作健康发展，由 3 ～ 5 位热心医学科普工作和深受广大哮喘患者信任的呼吸（内）科医师组成医学咨询小组。

9. 为使此项工作能够健康、持续地发展，我们将努力通过各种渠道募集必要的资金。

10. 本章程自 2001 年 5 月 13 日起执行。

北京大学人民医院支气管哮喘患者协会

附录3 哮喘病患者的心声

　　我们是一群哮喘病患者，在我们这些患者中，有的病程长达50多年；有的病情相当严重，经常急诊、急救或住院；有的遍寻各地单方、偏方，却都治不好。哮喘病发作起来真是痛苦万分：呼吸困难、心跳加快到每分钟140（次）、胸部有哮鸣音、说话不成句，不能走路，等等。不仅我们自己痛苦，也给我们的家庭带来了严重的精神压力和负担。在万般无奈的情况下，来到（北京大学）人民医院求医，在哮喘病专家何权瀛教授为首的（北京大学）人民医院呼吸（内）科各位治疗哮喘病的大夫们的精心治疗和教育下，哮喘病都得到了有效的控制！（北京大学）人民医院的大夫们真是我们的救命恩人！我们都非常感激（北京大学）人民医院的大夫！

　　哮喘病是一种非常常见的慢性呼吸道疾病，我们许多患者也在别的大城市的医院求医、治疗过，但依然很难找到对症的治疗方法，以至于自作主张、胡乱用药，控制效果并不明显，这就是因为没有接受过哮喘病知识的教育造成的。经过何权瀛教授为首的（北京大学）人民医院呼吸（内）科大夫的教育，我们知道了，要控制哮喘病的关键是接受哮喘病知识的教育，如用什么药，怎样用药，怎样预防，等等。

（北京大学）人民医院对哮喘病患者的教育从 20 世纪 90 年代就开始了。2001 年 5 月成立了北京大学人民医院支气管哮喘患者协会。协会通过举办科学讲座、现场咨询、组织患者交流防病治病体会等多种生动活泼的活动，提高患者们对哮喘的认识和防治水平。

由于门诊时患者多，大夫们不可能讲太多话来进行患者教育，（北京大学）人民医院的大夫们就利用休息日，义务为我们患者讲课和咨询。讲课的内容使我们患者了解了以下几项内容。

- 哮喘病的本质和发病机理（制）。
- 学会在家中自己监测、评价病情变化，重点要求会正确使用呼气峰流速仪。
- 了解什么是哮喘病的规范治疗，如国际哮喘病 GINA 指南。
- 学会正确使用各种平喘药物的方法。
- 解除对吸入（糖皮质）激素的顾虑，我们明白了吸入（糖皮质）激素的优点是激素直接到肺部，不像口服激素到肝肾，且吸入（糖皮质）激素的药量只达到口服激素量的十分之一，大大减少了对身体的影响。

- 了解哮喘病因，学会有效防止哮喘发作的方法。

与此同时，（北京大学）人民医院组织了"三位一体"的哮喘病防控体系进行治疗和管理。

（1）哮喘病门诊→确诊和提供恰当的治疗方案。

（2）专人负责慢病宣教中心→示范药物用法，介绍预防发病的方法→接收新会员，协助组织哮喘患者协会活动。

（3）哮喘患者协会→定期为协会会员举办宣教活动。

在协会的活动中，除了讲座还可以进行咨询，回答问题；发（放）ACT哮喘控制问卷评分，了解病情控制情况。目前我们患者协会有会员1700多人。

上述（北京大学）人民医院呼吸（内）科的诸多的措施使我们加入患者协会以后的1～3年，就全部实现了对哮喘病的良好控制，肺功能（指标）接近正常，需要急诊、住院的情况减少很多。10多年来，没有一个会员因为哮喘病发病而死亡。我们患者的生活质量提高了，大多数会员与正常人一样参加工作，进行日常锻炼，参加唱歌等文娱活动，家里医疗费用的开支也降低了。

当前全国很多地方出现医患关系紧张的情况，而我们与（北京大学）人民医院的大夫们形成了良好的伙伴关系、朋友关系，非常和谐。

进入2016年，随着信息技术的发展和智能手机的普及，（北京大学）人民医院呼吸（内）科又开发了"畅笑掌控哮喘"手机软件，这是对哮喘患者进行日常管理的软件，用于记录哮喘患者的峰流速值（PEF）、哮喘控制问卷评分（ACT）、疾病资料、用药就诊提醒等。软件会根据患者的记录值进行相应的提示和警示，同时可以在线咨询大夫，为每一个患者建立哮喘控制书面行动计划。

2018年11月10日，为进一步提升和规范基层医院支气管哮喘患者教育管理工作，推动支气管哮喘患者教育管理工作的深度和覆盖的广度，提升北京市支气管哮喘患者控制水平，北京大学人民医院"依托于三位一体哮喘教育管理模式的支气管哮喘患者智能化管理平台临床推广应用"项目，获得2018年北京市卫生与健康科技成果和适宜技术推广项目资助（图7），正式面向北京中关村医院、昌平区医院、大兴区人民医院、陆军总医院二六三临床部、京煤集团总医院、房山区良乡医院、顺义区医院（呼吸内科）、怀柔医院8家医院进行推广。

附件：

卫生部第二轮面向农村和城市社区
推广适宜技术十年百项计划第七批项目目录

序号	项目名称	推广单位	推荐部门
01	替代创口传统包扎旧模式临床应用	天津市第一中心医院	天津市卫生局
02	三位一体的医疗服务模式在支气管哮喘防控中的应用	北京大学人民医院	北京市卫生局
03	盲探气管插管新技术	上海交通大学医学院附属第九人民医院	上海市卫生局
04	癫痫综合管理计划	北京天坛医院	北京市卫生局
05	常见先天性心脏病的规范化介入治疗	北京军区总医院 中国医师协会心血管内科医师分会	中国医师协会

图7 "十年百项计划"通报信息

以何权瀛教授为首的（北京大学）人民医院呼吸（内）科的大夫们，殚精竭虑、不辞辛劳，想患者所想，急患者所急，救死扶伤，数十年如一日地利用休息日义务对哮喘患者进行宣传教育，解除患者痛苦，全部宣传教育活动免费，发放各种学习资料也是无偿的。即使在市场经济大潮猛烈地冲击全国医疗市场时，他们始终明确：哮喘宣传教育管理活动的目的不是为了挣钱，而是为了提高广大哮喘患者防控哮喘的能力，切实做好哮喘防控工作。他们的高尚的道德和对患者的爱心证明他们是社会的精英、知识分子的楷模，是值得尊敬和学习的榜样！

全体哮喘协会患者万分感激给我们带来健康和延长生命的以何权瀛教授为首的（北京大学）人民医院呼吸（内）科大夫。我们患者的治疗控制的经历证明（北京大学）人民医院"三位一体"的哮喘教育管理体系是先进的医疗服务模式，应该认真听从大夫的指导来控制病情，我们今后会一如既往地积极参加哮喘患者协会的活动。

我们希望把以何权瀛教授为首的（北京大学）人民医院呼吸（内）科的哮喘病大夫与护士推选为全国集体劳动模范！

哮喘患者协会林玳玳等 50 余人

附录 4　北京大学人民医院
支气管哮喘患者协会留念

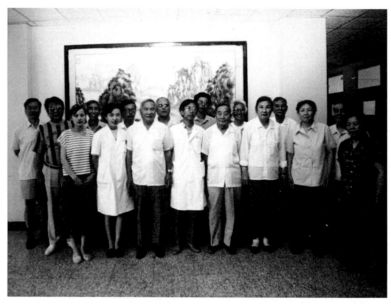

前排左起第三位：丁东杰教授（时任北京大学人民医院党委书记、副院长）；
前排左起第四位：何权瀛教授（时任北京大学人民医院呼吸科主任）。

1993 年 6 月，第一期哮喘患者学习班成员

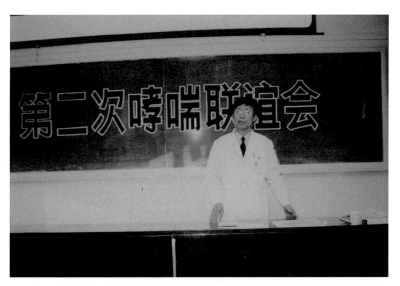

1997 年，何权瀛教授在哮喘联谊会上

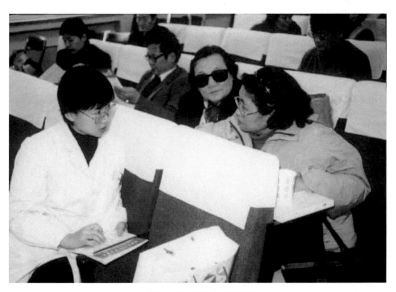

母双医师回答患者提问

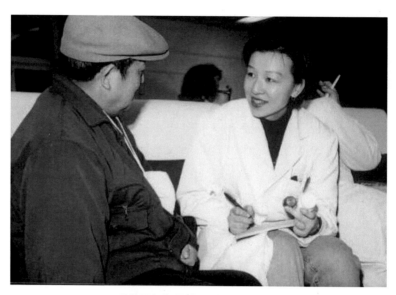

季蓉医师指导患者学习用药知识

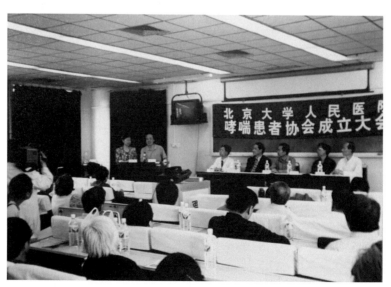

主席台左起：何权瀛（创始人）、王杉（时任北京大学人民医院副院长）、侯培森（时任中国健康教育研究所所长）、北京市卫生局领导、西城区卫生局领导。主持人：张纪（哮喘患者）、母双（北京大学人民医院呼吸科医师）。

2001 年 5 月 13 日，北京大学人民医院支气管哮喘患者协会成立

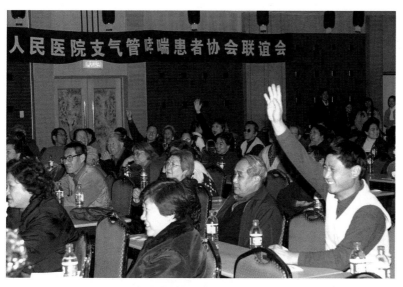

哮喘患者协会活动现场

韩启德院士的来信

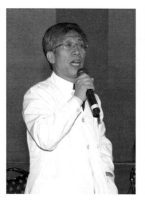

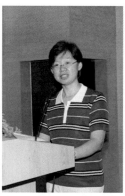
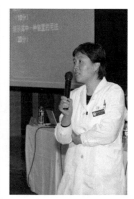

何权瀛教授　　　　母双副主任医师　　　　余兵副主任医师

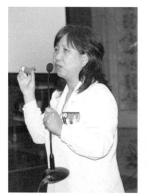
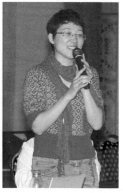

崔月莉医师　　　　马艳良副主任医师

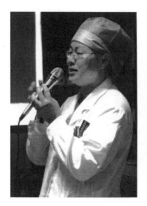
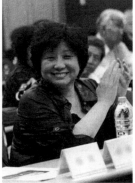

陈燕文副主任医师　　　　张素护士长

医学咨询组成员

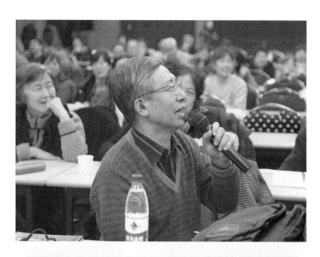

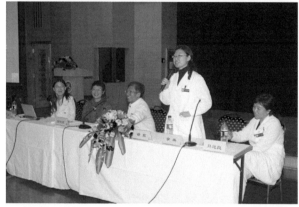

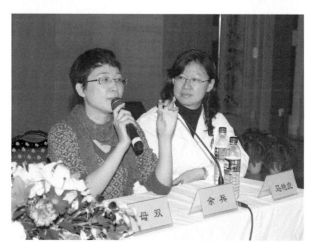

活动纪念

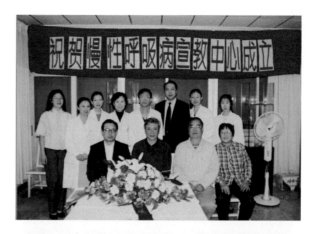

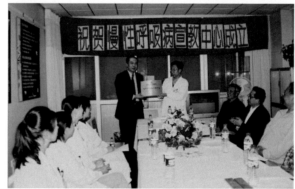

2002 年，北京大学人民医院慢性呼吸病宣教中心正式成立（2001 年 11 月试运行）

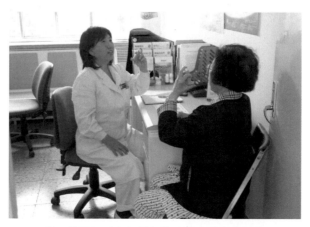

崔月莉医师耐心指导每位哮喘患者正确用药

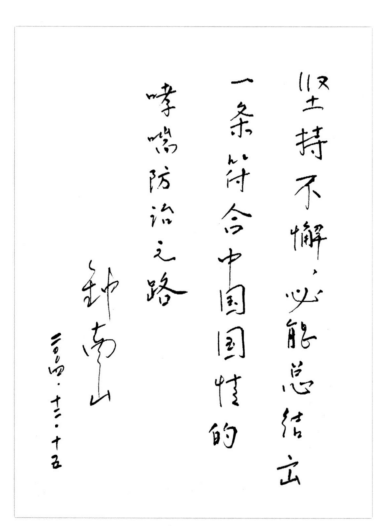

钟南山院士题词

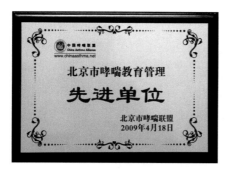
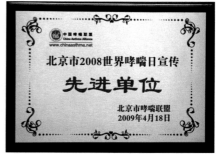
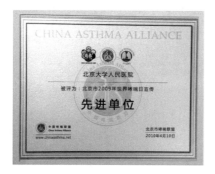
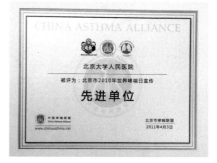
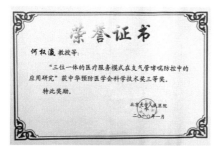
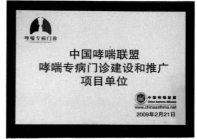

获得的一些荣誉

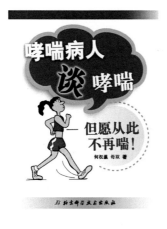
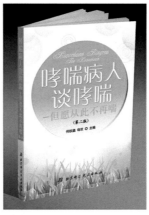

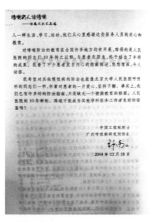

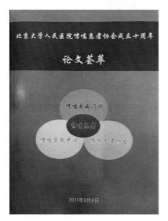

《哮喘病人谈哮喘——但愿从此不再喘》第一版、第二版和钟南山院士序，
《北京大学人民医院哮喘患者协会成立十周年论文荟萃》

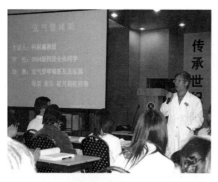
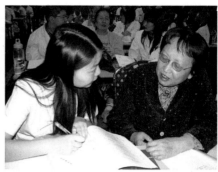
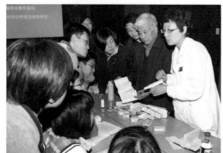
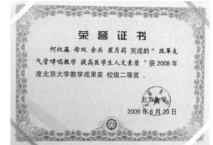

哮喘患者与医学本科生同上哮喘课

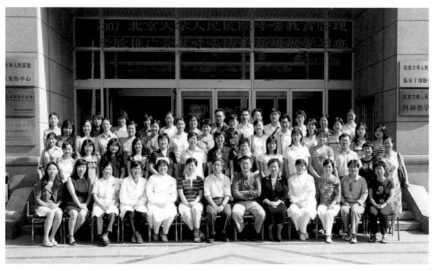

2007 年，中国北部地区"哮喘教育管理经验推广会及哮喘防治新进展学习班"

出版者后记
Postscript

科学技术文献出版社自 1973 年成立即开始出版医学图书，40 余年来，医学图书的内容和出版形式都发生了很大变化，这些无一不与医学的发展和进步相关。《中国医学临床百家》从 2016 年策划至今，感谢 600 余位权威专家对每本书、每个细节的精雕细琢，现已出版作品近百种。2018 年，丛书全面展开学科总主编制，由各个学科权威专家指导本学科相关出版工作，我们以饱满的热情迎来了《中国医学临床百家》丛书各个分卷的诞生，也期待着《中国医学临床百家》丛书的出版工作更加科学与规范。

近几年，中国的临床医学有了很大的发展，在国际医学领域也开始崭露头角。以北京天坛医院牵头的 CHANCE 研究成果改写美国脑血管病二级预防指南为标志，中国一批临床专家的科研成果正在走向世界。但是，这些权威临床专家的科研成果多数首先发表在国外期刊上，之后才在国内期刊、会议中展现。如果出版专著，又为多人合著，专家个人的观点和成果精华被稀释。为改变这种零落的展现方式，作为科技部主管的唯一一家出版机构，我们有责任为中国的临床医生提供一个系统展示临床研究成果的舞台。为此，我们策划出版了这套高端医学专著——《中国医学临床百家》丛书。

"百家"既指临床各学科的权威专家，也取百家争鸣之义。

丛书中每一本书阐述一种疾病的最新研究成果及专家观点，按年度持续出版，强调医学知识的权威性和时效性，以期细致、连续、全面展示我国临床医学的发展历程。与其他医学专著相比，本丛书具有出版周期短、持续性强、主题突出、内容精练、阅读体验佳等特点。在图书出版的同时，同步通过万方数据库等互联网平台进入全国的医院，让各级临床医师和医学科研人员通过数据库检索到专家观点，并能迅速在临床实践中得以应用。

在与作者沟通过程中，他们对丛书出版的高度认可给了我们坚定的信心。北京协和医院邱贵兴院士说"这个项目是出版界的创新……项目持续开展下去，对促进中国临床学科的发展能起到很大作用"。中国工程院院士孙颖浩表示"我鼓励我国的泌尿外科医生把自己的创新成果和宝贵的经验传播给国内同行，我期待本丛书的出版"；北京大学第一医院霍勇教授认为"百家丛书很有意义"。我们感谢这么多临床专家积极参与本丛书的写作，他们在深夜里的奋笔，感动着我们，鼓舞着我们，这是对本丛书的巨大支持，也是对我们出版工作的肯定，我们由衷地感谢作者的支持与付出！

在传统媒体与新兴媒体相融合的今天，打造好这套在互联网时代出版与传播的高端医学专著，为临床科研成果的快速转化服务，为中国临床医学的创新及临床医师诊疗水平的提升服务，我们一直在努力！

科学技术文献出版社